KB234739

소아암, 알면 **완치**할 수 있다

소아뇌종양 환자의 투병일기

소아암, 알면 완치할 수 있다

소아뇌종양 환자의 투병일기

김태형 · 나영신 · 이미정 지음
이은혜 그림

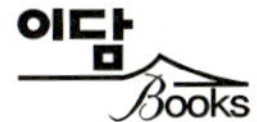

이담 Books

이번에 김태형 선생님 주관으로 소아뇌종양 책자를 발간하게 된 것을 축하드립니다. 이 책은 김태형 선생님이 서울아산병원에 계실 때 소아뇌종양 환자 수술을 담당했던 나영신 선생님이 수술 부분을 집필하고, 소아뇌종양 환자를 전임의로 같이 돌보던 이미정 선생님이 강건한 환아의 일기를 정리했으며, 소아 백혈병으로 진단되어 치료한 이은혜 씨가 그림을 맡아서 아주 귀중한 길라잡이가 탄생하게 되었습니다.

이 책은 부모님과 환아가 궁금해하고, 알아야 할 소아뇌종양에 대한 기본 개념을 잘 설명하고 있습니다. 진단부터 치료 중과 치료 후에 생기는 문제들을 하나하나 설명하였고 학교생활과 사회 적응, 치료 후에 올 수 있는 문제 등을 쉽고 상세하게 잘 알려 주었습니다.

소아뇌종양은 소아암 중 두 번째로 많은 암입니다. 김태형 선생님께서 미국에 계시면서 소아뇌종양 환자를 처음 돌보던 시기만 하더라도 소아뇌종양은 치료 방법이 별로 없었습니다. 당연히 치료 성적이 좋지 않아 환자를 치료하는 보람을 잘 느끼지 못하여 소아뇌종양 환자를 치료하는 소아혈액종양 의사들이 드물 때입니다. 선생님은 이때부터 뇌종양 환자 치료에 관심을 가지고 오늘날까지 연구와 진료를 꾸준히 해 오셨습니다. 미국 에모리 대학교에서 정년퇴임 후 한국에서 대한소아뇌종양학회를 창립하여 소아뇌종양 환자의 다학제적 치료를 하는 기반을 다지시고, 학회의 초대 회장을 역임하셨으며, 학회에 기금을 내서서 아해연구상을 제정하셨습니다. 이 책을 통해 실제 환자를 치료하면서 겪었던 당신의 고충, 부모와 환아의 어려움, 이 모든 과정을 쉽게 그리고 전인적인 측면에서 접근하여 설명해 주셨습니다.

전문 서적은 어려운 용어 때문에 읽기가 어렵고 이해가 안 되는 부분이 많은데, 이 책은 선생님이 모든 과정을 직접 경험하고, 연구하여, 치료과정 중 느낀 점을 잘 정리하신 것으로 환자나 보호자뿐만 아니라 의과대학 학생, 소아과 · 신경외과 · 방사선종양학을 전공하는 전공의, 간호사, 복지사의 교육용으로도 매우 유용하리라 생각합니다.

평소 선생님은 제자들에게 종양 중심이 아닌 환자 중심의 치료로 환자의 삶의 질을 복원하게 도와주어야 한다고 강조하십니다. 또한 환자에게는 암을 극복한 용기 있는 아이는 이 세상에 못할 것이 없고, 지금 주어진 순간의 행복을 누리기를 당부하십니다. 더불어 환자보호자와 의료진에게 모든 환자가 안전하게 치료받을 수 있도록 배려하라고 말씀하십니다.

칠순이 넘으신 나이에도 보스턴 마라톤을 완주하시는 저력으로

역저(力著)를 발간하신 것을 진심으로 축하드립니다. 또, 환자, 보호자, 의료진 들에게 많은 도움이 되는 책자를 만들어 주셔서 감사드리며 개인적으로 이 귀중한 책의 추천사를 쓰게 되어 무한한 영광으로 생각합니다.

2013. 2.

전 대한소아뇌종양학회장

김홍식

어느 날 갑자기 내 아이가 뇌종양에 걸렸다는 말을 들었을 때 놀랍고, 무섭고 또 슬픔에 눈물을 흘리지 않은 엄마나 아빠는 아마 없을 것입니다. 그리고 처음에는 허탈감에 자포자기하다가도 어렴풋이 정신이 돌아온 후에는 또 뇌종양에 관해서 거의 들어 본 적이 없음에 막막한 기분일 것입니다. 게다가 뇌의 구조와 그 기능에 대한 지식은 차치하고라도 일반적인 암에 대한 기본 상식마저 전무한 상태임을 깨닫고 무척 난감하겠죠. 그런데도 병원에선 난생 처음 들어 보는 의학용어와 또 어려운 영어까지 섞어 가면서 대화를 이끌어 가니 허탈감만 더 가중시키던 기억도 있으리라 생각합니다.

이런 상황에서 아이의 끝없는 병원 생활이 시작되고, 부모로서 아이를 어떻게 도와야 하는지 캄캄한 가운데에 전문적인 의학 지식이 없는 부모로서 여러 종류의 검사와 치료에 대해서 수시로 동의를 해야 하고, 또 크고 작은 결정을 내릴 수밖에 없었던 황당한 때가 있었을 것입니다. 물론 동병상련의 엄마들과 병동에서 함께 지내고, 친지, 친구들이 위로와 조언을 해 주지만 이들은 어디까지나 전문가가 아닙니다. 그리고 방송매체, 신문, 잡지 등에서 단편적인 지식을 조금씩 습득해 가도 뇌수술, 항암치료, 방사선치료 등 중요한 결정을 내리기에는 역부족입니다. 요즈음은 인터넷을 통해 뇌종양에 대한 정보를 얻을 수 있지만 컴퓨터 앞에 앉아 있을 시간적 여유도 갖기 힘들고, 또 내 아이의 진단에 맞는 인터넷 정보를 찾는다 해도 내 아이가 처한 특수 상황에 대한 자세한 자료는 얻기 힘들 때가 대부분입니다.

이 책이 이런 부모님들에게 도움이 될 의학 정보와 병원에서 의료진과 의사소통하는 데 필요한 최소한의 상식을 제공하여, 부모들이 병원 생활에 좀 더 쉽게 적응할 수 있는 길잡이가 되기를 바랍니다. 그리고 우리 아이가 이미 치료를 끝냈다 하더라도 학교생활에서 또는 사회생활에서 마주치는 여러 가지 문제들을 해결하는 데 조그만 도움이 되었으면 합니다.

이 책은 전문가가 아닌 우리 부모들의 눈높이에서 가능한 한 이해하기 쉽게 전문 용어를 피하여 썼습니다. 딱딱한 의학 교과서의 틀을 벗어나려 애썼기에 미세한 부분까지 완벽하게 전부 설명하지는 않았습니다. 단지 뇌종양에 대한 최소한의 기본 개념을 포함하여 본문 곳곳마다 부모들 또는 환아들이 알아야 할 최소한의 지식은 빠뜨리지 않으려 노력했습니다. 그리고 치료 중에 머리에 떠오를 성 싶은 걱정들을 하나하나 짚어 나갔고, 치료 후에 생기는 의문들에 대한 설명도 삽입했습니다. 또 가정에서, 학교에서 그리고 사회에서 겪어야 하는 여러 어려운 일들에 대해서도 조금이라도 도움이 될 만한 이야기들은 포함시켜 보았습니다.

이 책을 읽고 뇌종양 치료 중에 생기는 부모님들의 그 많은 스트레스가 조금이라도 풀릴 수 있으면 하는 바람입니다. 그리고 이 책을 다 본 후에는 우리에게 허심탄회한 의견을 주시기 바랍니다. 나중에 나오게 될 증보판에는 여러분들의 의견을 십분 반영해 알기 쉽고 알찬 책으로 펴내고 싶기 때문입니다. 그동안 이 책을 만드는 데 도움과 조언을 주신 많은 환아 엄마들에게 심심한 사의를 표합니다. 뇌종양으로 인해 산더미처럼 쌓인 어려움 속에서도 웃음을 잃지 않으며 오히려 우리 의료진에게 용기를 주신 엄마들에게 감사드리며, 기나긴 치료기간 동안 한결같이 우리 의료진을 믿고 따라준 환아들에게 감사한 마음을 전합니다. 그리고 봉사생활과 아르바이트를 하는 등 누구보다도 바쁘게 대학생활을 하면서도 이 책의 그림을 흔쾌히 맡아 준 이은혜 양에게 심심한 사의를 표합니다. 본인 자신의 경험을 살려 병원생활의 이모저모를 생생하게 표현한 그림들이 이 책을 읽는 이들에게 많은 도움이 될 것을 확신합니다. 끝으로 선뜻 책의 출판을 결정해 주시고 유익한 조언을 주신 한국학술정보(주) 출판사업부 김영권 이사님과 출판과정 전반에 걸쳐 원고의 틀을 잡아주고 기술적인 지원을 아끼지 않은 조가연 씨에게 깊은 감사를 드립니다.

대표 저자

김태형

소아암을 이겨내고

백혈병 진단을 받은 건 중학교 3학년 겨울방학 때였다. 그 날은 진학할 고등학교에서 선행학습을 시작한 날이기도 했다. 책을 가득 안고 집으로 돌아와 공부가 어렵다며 툴툴대고 있었는데, 엄마가 같이 병원에 가 보자며 준비를 하고 계셨다.

그 즈음 나는 매일 아침 영 기운을 차리지 못했다. 평소에도 종종 빈혈이 있었지만, 3학년 들어 점점 심해지고 있었다. 특히 아침이면 기운이 없어 비척거리기 일쑤였고, 샤워를 하다가도 정신이 아득해져 화장실을 기어 나오고는 했다. 지금 생각하면 병원에 갈 만한 일인데 그때는 얼마나 미련퉁이였는지 저혈압이거나 배가 고파서 기운이 없는 것으로 여겼다.

대수롭지 않게 여기는 나와 달리 엄마는 네 얼굴이 하얗다며 항상 걱정하셨고, 방학이라 바쁘다는 핑계를 댈 수도 없어 결국 동네 병원에 진료를 받으러 갔다. 그 병원에 마침 우연히도 혈액검사기를 들여온 참이라, 의사 선생님은 허여멀건 내 얼굴을 척 보고 짐작이 되셨는지 바로 혈액검사를 했다.

그때가 내 22년 중 가장 긴 하루였다. 당장 큰 병원으로 가 보라

는 의사 선생님의 말씀에 부모님 두 분이 모두 출동해 결국 국립암
센터까지 오게 되었다. 그날 저녁 엄마는 눈이 퉁퉁 붓고도 그치지
않아 눈물이 범벅이었고, 아빠의 표현하기 힘든 얼굴 표정도 엿볼
수 있었다. 그렇게 나는 병원 생활을 시작했다.

　온갖 낯선 검사를 마치고, 한쪽 팔에 네임밴드를 찬 채로 소변기
를 받아 들고 1인실에 들어온 것은 깊은 밤이 다 되어서였다. 갑작
스러운 일에 멍했는지, 침통한 얼굴을 한 부모님을 안심시키려고
그랬는지 나는 멀쩡했다. 현실성 있게 느껴지지 않아서인지 몰라도
오히려 '우와, 나도 드라마 주인공처럼 극적인 일을 맞는구나.'라는
생각이 들었다. 사실 몇 시간 전후로 변한 것이라고는 백혈병이라
는 이름딱지가 붙은 것뿐이라 큰일로 느껴지지 않았다. 그리고 이
후 항암을 시작하면서 절망할 시기를 놓쳐 버려서 그냥 병원 생활
에 적응했다.

　입원과 퇴원을 반복하며 거의 3년간 항암 치료를 받았는데 시
간이 지나면서 입원에서 퇴원까지의 간격은 점점 짧아졌다. 마지
막 1년은 외래로만 다니게 되어 수능을 준비할 수 있을 정도로 병
원 생활에서 벗어났다. 항암치료 뒤에 방사선치료도 몇 차례 했고,
박트림은 6개월 정도를 더 먹었다.

　처음 소아 병동으로 올라가던 날 엄마는 여기가 외계인 세상인
줄 아셨다고 한다. 큰 애, 작은 애 할 것 없이 모두 환자복을 입고
빡빡이 모습으로 있다는 게 굉장히 낯설었다고 하셨다. 병동에서

지내며 새벽에 채혈하러 오는 것에 익숙해지고, CBC 검사 내용이나 빈크리스틴이며 6MP, 덱사 같은 항암제 이름이나 부작용도 어느 정도 알게 되었을 때 병원에서의 생활에도 많이 익숙해졌다. 항암 치료가 몇 차례 지난 후에는 내 머리도 빠지기 시작했는데 그때 엄마는 테이프를 돌돌 말아 내 머리에 문지르시는 엽기적인 모습을 보여 주시기도 했다. 나는 나대로 기념을 삼는답시고 민머리인 사진을 주민등록증 사진으로 남겨 버렸다.

병동 환자와 보호자들과도 친해져서 입원 생활이 길 때는 같은 병실 사람들끼리 노트북을 꺼내 놓고 같이 게임을 하거나 토요일 종이접기교실에서 만든 작품들을 가지고 올라와 나눠 가지기도 했다. 환자 보호자들이 서로 친해져서 이야기를 나누고, 먹을 것을 나눠 먹고, 오전회진 전에 다인실에서 아침드라마를 보는 것도 일상적인 모습이 되었다.

즐겁게 지냈어도 마음이 편하지만은 않았는데, 엄마가 24시간 나한테 묶여 있다는 것도 죄송한 일이었고, 치료비도 걱정되었다. 특히 학교를 다니지 못해 종종 친구 관계나 진학을 고민했다. 항암 치료로 고생한 기억도 있다. 항암이나 방사선으로 인해 몸에 나타나는 부작용은 둘째치고라도, 약으로 인해 속이 메스껍거나 기분에 영향을 받는 일이 많았다. 짜증을 내거나 우울해한 적도 있고, 밖에 나가지 못해 답답했다. 소변을 볼 때도 항암제 냄새가 올라오는 것 같았고, 먹을 때나 화장실에 갈 때 일일이 기록하는 것도 성가신 일이었다. 그리고 구토! 살면서 그때처럼 토할 것 이상으로 토한 적이 없을 거다. 퇴원 후 집으로 가는 길에는 자동차 안에서 항상 토했으므로 봉지를 휴대하는 일이 다반사였다. 집에 온 뒤에는 자동차 멀미까지 더해 위액을 토할 때까지 속을 비워냈다.

케모포트로 항암제를 맞는 걸 제외하고 병원생활 중 꼽을 수 있는 큰일 중 하나는 척수검사였다. 항암제를 넣으려고, 또는 척수액을 뽑는다고 허리에 바늘 꽂히는 기분을 몇 번이나 맛볼 수 있었다. 얼마나 싫었는지 새우등 자세를 할 때 어떻게 해야 잘 찔릴지 궁리한 적도 있다. 긴 바늘이 허리로 드릴마냥 뚫고 들어오는 것 같아 태엽인형이 된 기분으로 필요한 척수액이 다 나오기를 기다려야 했다. 가끔 다른 신경에 닿아선지 찌릿하고 아플 때도 있어서 도무지 긴장을 놓을 수가 없었다.

끝나지 않을 것 같던 치료였지만 어느덧 외래 환자로 병원에 다니게 되었고, 엄마와 가끔씩 농담 삼아 항암제 부작용 얘기를 했다. 항암 치료가 끝나가면서 시간적 여유가 생겨 검정고시 자격증도 따고 학원도 다니는 중이었다. 나는 살이 안 빠지는 것도, 공부가 안 되는 것도 다 항암 탓이라며 우스개로 항변했는데, 2010년에 대학에 들어오고 치료도 종결하게 되어 이제는 댈 핑계가 사라져 버렸다.

김태형 선생님을 만난 것은 암센터 소아병동으로 올라오고 나서다. 흰 머리에 잘 어울리는 흰 가운을 입으신 모습은 척 봐도 박사님 같은 인상을 풍기셔서 의사 선생님들 중에서도 대장님으로 보였다. 그래서 속으로 할아버지 박사님이라고 생각했다. 내 주치의 선생님은 박현진 선생님이셨지만 의료진은 팀으로 같이 회진을 돌고, 선생님이 먼저 말을 걸어 주셨기 때문에 인연을 맺을 수 있었다. 내가 그림을 그리거나 하면 칭찬도 자주 해 주시고, 글도 잘 쓴다고 띄워 주시는 적이 많아서 좋기도 하고 쑥스럽기도 했다.

선생님이 병원을 떠나시게 되고부터는 메일을 주고받으며 인연을 이어 갔다. 나는 근황을 메일로 보냈고, 선생님은 좋은 글이나 여행 다닌 사진을 보내 주시거나, 가끔씩 한국에 오시면 선물을 주시기도 했다. 치료 종결과 대학 생활로 소식을 전하는 게 뜸해질 무렵, 선생님으로부터 메일이 한 통 왔다. 원고를 썼는데, 내가 그림을 그려 주면 그 의미가 깊을 것 같다는 말씀이셨다. 그때는 선생님께 도움이 되고 싶은 마음에 가볍게 응낙했는데, 생각 외로 엄청난 일이 되어 버렸다.

선생님이 외국에 계신 관계로 한국에 계시는 나영신 선생님과 이미정 선생님을 만나게 되었다. 선생님들께서는 일로 바쁘신 중에도 몇 번씩이나 나를 참여시켜 만나주셨고, 부끄럽게도 그림작가라는 이름까지 붙었다. 작업은 예상보다 훨씬 길어지고 출판까지 하게 되었다. 작업이 늦어진 데에 내 게으름이 한몫한 것 같아 도움은 커녕 짐이 되지 않았을까 굉장히 죄송하다. 그림도 많이 늦은 데다가 이제 보니 아쉬움이 남는 조악한 컷도 많이 있다. 처음엔 출판까지 될 줄은 몰랐지만, 불민한 환자에게 메일을 보내주시고 부끄러운 실력에도 기회를 주신 김태형 선생님께 참 감사하다. 그리고 끝까지 참여시켜 주신 한국학술정보(주) 출판사 선생님들께도 감사하다.

이 책은 소아뇌종양에 대한 이야기이다. 나는 흔한 백혈병 환자였지만 그래도 그림을 그리면서 병원에서 있던 일들을 떠올릴 수 있었다. 소아뇌종양에 대한 책은 얼마 없다는데, 선생님 의도대로 환자들이 이 책으로 정보를 얻고 좀 더 원활한 병원 생활을 할 수 있으면 좋겠다. 선생님 감사합니다!

이은혜

차례

3부 방사선치료

4부 항암치료를 받으며 생긴 일

20세 미만의 소아청소년에서 걸리는 암을 소아암이라 하며, 1년에 10만 명당 14명이 발생합니다. 그중에 30%는 급성백혈병이고, 20%는 뇌종양이며, 그 외의 종양이 나머지를 차지합니다. 급성백혈병은 대중매체에서 많이 다루기에 많은 사람들이 어느 정도 알고 있으나, 뇌종양은 소아청소년에게 두 번째로 흔한 암임에도 불구하고 사람들에게 잘 알려지지 않았습니다. 이 책에서는 뇌종양을 진단받은 남자아이를 주인공으로 하여 아이에게 뇌종양 증상이 나타나서 병원을 방문하는 때부터 시작하여 뇌종양 진단을 받고 치료가 완료된 후 일상생활에 복귀하는 과정까지를 시간순으로 보여 주어 이해하기 쉽도록 노력하였습니다.

과거에는 암이라 하면 모두 사망하는 것으로 생각하였으나 30~40년 전부터 항암제가 개발되었고, 20년 전부터는 조혈모세포이식이 활성화되면서, 암 종류에 따라 생존율이 다르기는 하지만, 전체 소아암의 평균 생존율이 80%를 넘어섰습니다. 이렇게 생존율이 증가하고 있는 것은 텔레비전이나 영화에서도 알 수 있습니다. 1970년도에 만들어져 전 세계적으로 흥행에 성공하였던 「러브스토리」

는 여주인공이 백혈병으로 죽어 가는 것을 그렸고, 우리나라에서도 텔레비전 드라마에서 청순가련형의 여자 주인공을 백혈병으로 내세워서 눈물샘을 자극하였습니다. 그러나 2000년에 들어서면서는 백혈병에 걸린 주인공이 골수이식(조혈모세포이식)을 받고 다시 건강하게 살아났다는 내용이 나오고 있습니다. 이제는 백혈병으로 사망하는 내용을 주제로 다루기에는 치료 방법이 많이 발전하였습니다. 이는 다른 소아암 환자에게도 마찬가지입니다.

이제 소아암의 치료는 생존의 문제를 넘어 삶의 질을 증가시키는 방향으로 나아가고 있습니다. 과거에는 환자를 살리기에 급급하였지만, 이제는 살리는 것은 물론이고, 암을 이긴 후에 일상생활과 사회에 잘 복귀하여 사회에서 받은 도움을 다시 되돌려줄 수 있는 건강한 마음과 몸으로 회복시키는 것이 관건입니다. 특히 수술, 항암제, 방사선치료 등에 의한 합병증이 일상생활을 하기 어려울 정도가 되지 않는 한도 내에서, 암 치료는 최대로 하고 합병증은 최소로 하는 치료 방향으로 나아가고 있습니다.

그다음은 이렇게 암에서 생존한 아이들을 사회에서 어떻게 보살펴야 하는지를 고민해야 하는 단계입니다. 그 시작의 일환으로 병원에 장기 입원하여 학교에 갈 수 없는 환자들을 위하여 병원 학교가 생겼습니다. 이는 2005년 '특수교육진흥법'이 일부 개정되면서 '건강 장애' 학생을 특수교육 대상에 포함하면서 시작되어, 2013년 현재 전국 32개의 병원 학교가 운영되고 있습니다. 게다가 많은 대학에서는 난치병 환자에게 특별전형을 시행하여, 소아암 환자가 완치 판정을 받은 경우 대학을 진학할 때 혜택을 받는 제도가 2009년도부터 시행되고 있습니다. 앞으로도 소아암 완치자가 사회에서 낙오되지 않고 사회의 일원이 되어 잘 살아갈 수 있는 방법을 지속적으로 모색해야 하겠습니다.

뇌종양 판정을 받다

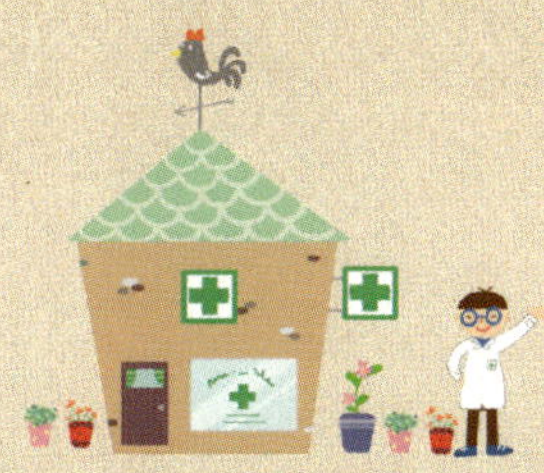

제목 나는 강건한이다

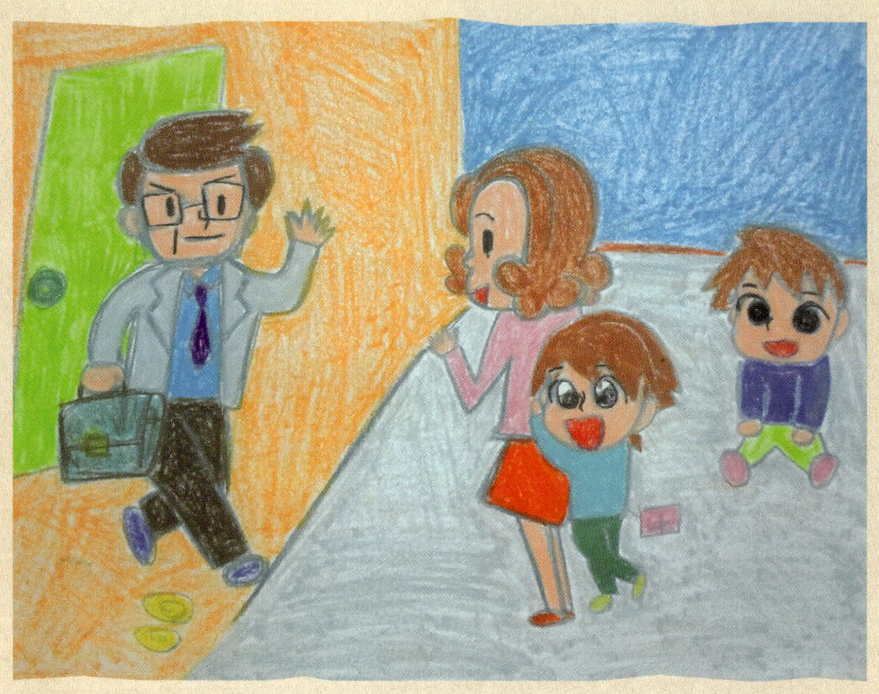

내 이름은 강건한. 초등학교 1학년 남자아이다. 나에겐 네 살 짜리 남동생, 성한이가 있고, 아버지는 직장에 다니시고, 엄마는 살림을 하신다.

뇌의 구조와 기능

뇌는 어떻게 생겼을까요?

뇌는 크게 ❶ 대뇌(큰뇌, cerebrum), ❷ 소뇌(작은뇌, cerebellum), ❸ 간뇌(diencephalon), ❹ 뇌간(뇌줄기, brain stem) 등으로 나누어져 있으며, 대뇌는 앞쪽에 소뇌는 뒤쪽에 위치하고 있습니다. 뇌간 아래로 좌우 양쪽으로 대칭되어 나오는 12쌍의 뇌신경Cranial nerves이 있습니다. 그리고 뇌는 척추Spine 뼈 안에 있는 ❺ 척수Spinal cord 및 말초 신경들Peripheral nerves과 연결되어 있으며, 이들 모두를 합쳐서 신경계라고 합니다.

〈뇌의 구조〉

<사람을 뒤에서 보았을 때 신경계>

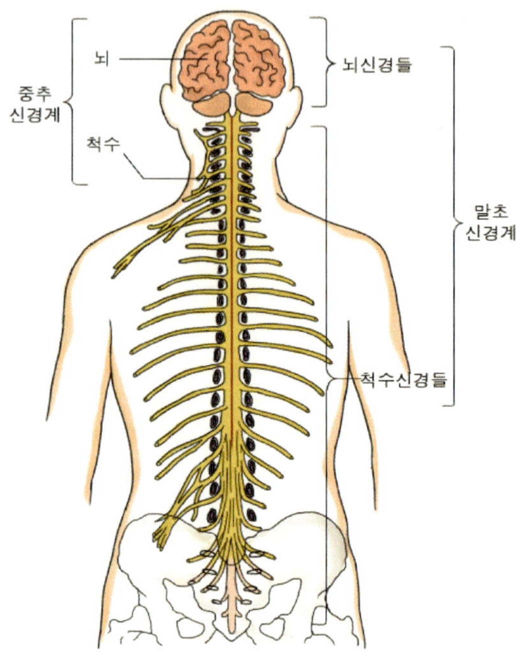

<대뇌의 옆면>

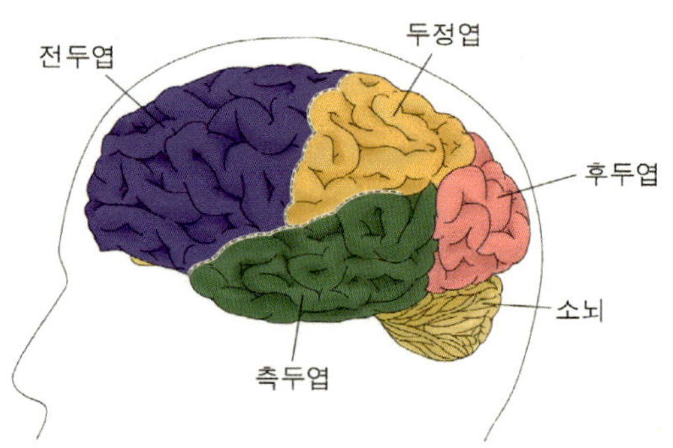

　　대뇌는 뇌에서 가장 많은 부분을 차지하며, 한가운데에 위치한 대뇌낫Falx cerebri을 기준으로 2개의 대뇌 반구로 각각 나누어집니다. 즉, 대뇌는 오른쪽 반구와 왼쪽 반구로 각각 나누어져 있는데, 왼쪽 뇌는 언어, 수학, 계산, 음악 등의 언어와 수학과 관련된 논리적인 기능을 주로 하고, 오른쪽 뇌는 공간지각, 기하학, 예술적 감각 등의 감성적 기능을 주로 맡고 있습니다. 즉, IQ(지능지수, Intelligent quotient)와 EQ(감성지수, Emotional quotient)를 각각 맡고 있는 것입니다. 언어를 맡고 있는 뇌의 기능이 중요하기 때문에 우성반구Dominant hemisphere라고 합니다. 그런데 흥미롭게도 간혹 왼손잡이 아이들은 뇌의 역할이 반대로 바뀌는 경우도 있어서 아이가 왼손잡이인 경우는 어느 쪽 뇌가 우성인지 알아볼 필요가 있습니다. 우리나라 사람들의 약 3% 정도가 왼손잡이이고, 그중에 약 30%만이 오른쪽 뇌가 우성이라고 하니, 우리 아이들의 약 99%에서는 왼쪽 뇌가 우성이고, 언어와 수리적 기능을 하게 된다고 생각하면 됩니다. 두 개로 나누어진 뇌의 반구는 독립적인 기능을 하면서도 항상 서로 필요한 정보를 뇌량(뇌들보, Corpus callosum)를 통하여 전달하고 소통하고 있습니다.

01) 대뇌는 위치에 따라서 전두엽Frontal lobe, 두정엽Parietal lobe, 후두엽Occipital lobe, 측두엽Temporal lobe으로 나누어집니다. 가장 앞쪽에 있는 전두엽은 감정, 의지, 행동을 조절하는 역할을 하며, 두정엽은 계산, 인지, 판단하는 기능을 하고, 측두엽은 청각중추로서 귀를 통해서 들어오는 소리와 언어를 이해하고 표현하는 역할을 하고, 후두엽은 시각중추로서 눈을 통해서 들어오는 정보를 읽고 처리하는 역할을 합니다. 사람이 동물과 달리 언어로 말을 하고, 계산하고 이성적으로 판단하는 기능은 이처럼 고도로 발달한 대뇌가 제대로 기능함으로써 비로소 가능한 것입니다.

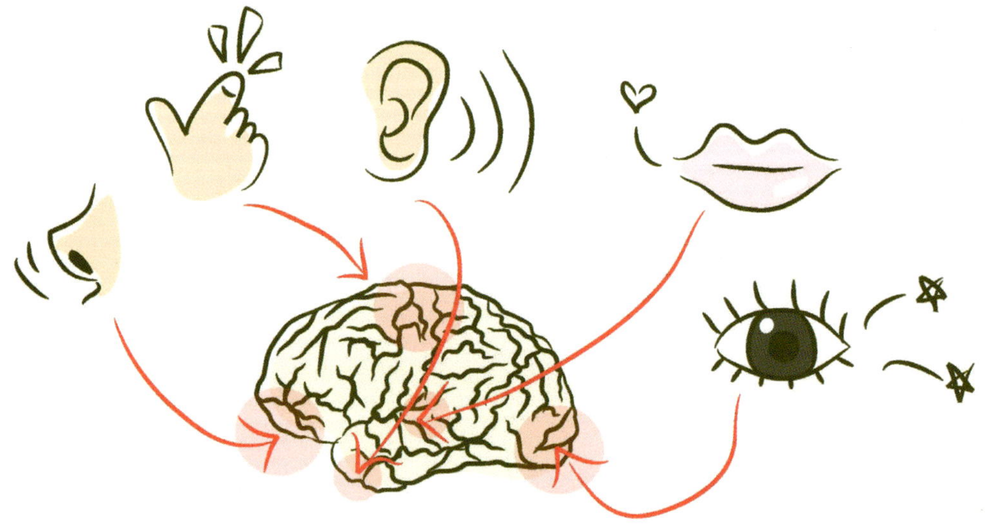

02) 소뇌는 대뇌의 아래에 위치하는데 천막Tentorium을 경계로 대뇌와 나누어집니다. 대뇌와 달리 소뇌는 인지기능과는 별로 관련이 없고 주로 운동기능을 보조해 주는 역할을 합니다. 즉, 인간이 동물과 달리 두 발로 서서 몸의 균형을 잡고 걸을 수 있으며, 또한 양손을 정교하게 움직여서 연장과 글을 쓸 수 있는 것은 모두 소뇌가 관장합니다. 소뇌는 뇌가 발달하는 과정에서 가장 늦게 발달하는 부위로 신생아들이 처음에는 못 걷다가 첫돌이 되어서야 겨우 걸을 수 있고, 두 돌이 되어서야 손으로 연필을 잡고 선과 그림을 제대로 그릴 수 있게 되는 것도 결국 소뇌의 발달이 이때가 되어서야 겨우 완성되기 때문입니다.

03) 뇌간은 중간뇌(중뇌, midbrain), 다리뇌(교뇌, pons), 숨뇌(연수, medulla oblongata)의 3부분으로 나누어져 있고, 눈·얼굴·입술·혀와 구강 내 근육을 움직이고 또한 얼굴의 감각·맛·청각 등의 감각을 인지하도록 해주는 뇌신경들이 있습니다. 또한 뇌의 줄기로서 팔다리를 조절하는 척수로 가는 신경섬유가 지나가는 통로의 역할도 합니다. 도시를 연결하는 고속도로처럼 대뇌와 척수를 연결해주는 중간고리 역할을 해주는 매우 중요한 부위입니다. 또한 신경들이 매우 밀집해 있어서 조그만 병이 생겨도 매우 심각한 후유증을 초래할 수 있는 예민한 부위이기도 합니다.

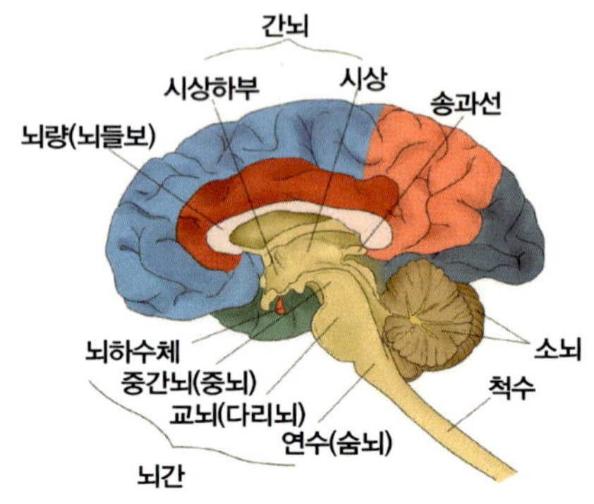

04) 간뇌는 대뇌와 소뇌 및 뇌간의 사이에 위치하면서 각종 신경기능의 중계 역할을 하는 뇌로 시상Thalamus과 시상하부Hypothalamus로 이루어져 있습니다. 즉, 팔다리를 움직이거나 감각을 뇌로 전달할 때 간뇌를 거치면서 신경통로의 신호를 적절히 조절해주는 역할을 합니다. 따라서 이 부위에 병이 생기면 힘 조절이 제대로 안 되어 팔과 다리가 뻣뻣해지면서 경직이 생기고 떨리기도 하며, 통증감각에 이상이 오는 경우에는 저리고 콕콕 쑤시는 신경통이 발생하기도 합니다.

05) 척수는 팔다리의 신경을 뇌로 연결해 주는 중요한 통로이며, 우리 의지대로 팔과 다리를 움직이고 또한 팔과 다리의 감각을 느낄 수 있는 것도 척수가 이를 대뇌로 잘 전달해주기 때문입니다. 따라서 척수에 이상이 생기면 팔과 다리의 힘이 없어지면서 제대로 움직이기 어렵고, 감각을 느낄 수 없기도 하고, 대소변을 조절하지 못하기도 합니다.

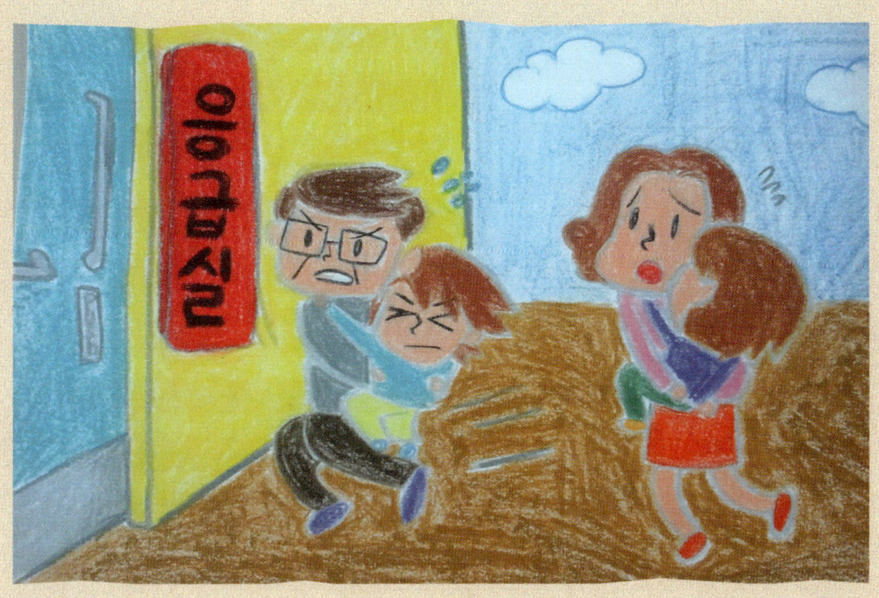

한 달 전부터 아침에 일어나면 가끔 머리가 아프고, 어쩔 땐 토하기도 한다. 자꾸 걸음을 헛디뎌 넘어질 뻔하고, 계단을 내려갈 때 갑자기 눈이 잘 보이지 않아 계단에서 넘어진 것도 벌써 세 번째다. 오늘 새벽에는 머리가 너무 아프고 계속 토해서, 아빠에게 업혀 응급실로 갔다.

뇌종양이란?

뇌종양은 한마디로 말하면 우리 머리 속에 생기는 조금도 반갑지 않은 아무 쓸모없는 세포 덩어리를 말합니다. 좀 더 설명하자면 어느 날 갑자기 뇌에 있는 세포가 돌연변이를 일으켜서 우리 몸의 통제를 벗어나 제멋대로 증식되는 과정에서, 특정 부위를 압박하고, 이로 인해 두통, 메스꺼움, 식욕부진, 경련, 운동 장애, 시력 장애, 정신 변화 등의 여러 가지 증상을 오게 하는 병으로, 소아에서는 백혈병 다음으로 흔한 암입니다.

뇌종양은 악성종양과 양성종양으로 나누어 집니다. 악성종양으로는 뇌신경세포Neuron 자체에서 생기는 종양(수모세포종 등)과 신경세포를 보호하며 그 주위를 에워싸고 있는 아교조직Glial tissue에서 생기는 교종(Glioma, 여기에는 성상세포 뇌실막세포종 등이 포함됨)이 흔합니다. 그리고 양성종양은 수막종Meningioma, 청신경종Acoustic neuroma, 뇌하수체종양Pituitary tumor 등 뇌의 주변 조직 또는 구조에서 생기며, 소아보다는 성인에게서 자주 생기고, 치료는 대부분 수술적인 제거로 완치됩니다.

성인은 신체의 다른 부위에서 뇌로 전이되어 온 뇌종양이 흔한 반면, 소아는 뇌 자체에서 발생하는(원발성이라고 함) 뇌종양이 더 많습니다. 또 이 원발성 뇌종양은 그 크기, 종류, 발생 부위, 세포의 분열 속도 등에 따라 예후가 크게 달라집니다. 소아에서 뇌로 전이되어 오는 대표적인 종양으로는 신경모세포종Neuroblastoma, 유잉육종Ewing's sarcoma, 골육종Osteosarcoma 등이 있습니다. 성인의 뇌종양 중에는 폐암이 뇌로 전이되어 온 종양이 가장 흔한 편입니다. 성인은 금연으로 폐암의 발생을 줄이는 것이 뇌로 전이되는 것을 미연에 방지하는 방법이 되겠지만, 소아는 뇌종양을 예방하는 길이 없으니 지금은 예방보다는 치료에 중점을 둘 수밖에 없는 형편입니다.

뇌종양은 그 발생 위치에 따라 수술에 의한 적출이 가능하냐 아니냐가 결정되는 경우가 많습니다. 이는 종양의 악성 여부보다도 더 중요할 수 있습니다. 예를 들어 같은 교종이라도 뇌의 표면에 있으면 비교적 적출이 쉽지만, 뇌간처럼 뇌의 깊숙한 곳이나 또는 운동피질처럼 중요한 신경구조 때문에 접근이 어려운 부위에 위치하면 수술하기가 어렵습니다. 특히 뇌간에 생긴 교종은 부분적출을 하기 어렵습니다. 이렇게 수술로 완전 제거가 불가능한 종양은 점차 커지면서 뇌간으로 침윤하거나, 뇌간을 압박하여 호흡, 심장박동 등의 운동기능의 마비를 초래하고 환자는 빠르게 증상이 악화될 수 있습니다.

🌱 뇌종양과 관련된 일반적인 증상

뇌가 우리가 살아가는 데 필요한 모든 기능을 조정한다는 것은 누구나 다 아는 사실입니다. 운동, 생각, 감각 그리고 숨 쉬는 것까지 뇌가 없으면 우리는 아무것도 할 수가 없습니다. 그래서 뇌종양이 생기면 언젠가는 우리 신체 기능에 크건 작건 간에 직접 또는 간접적으로, 또는 간헐적이든 고정적이든 예외 없이 영향을 미치게 마련입니다. 중요한 사실은 우리의 뇌는 그 부위에 따라 각각 고유한 기능을 맡고 있다는 것입니다. 그래서 의사들은 신경 증상이 우리 몸 어느 부위에 나타나느냐에 따라서 뇌종양이 어느 부위에서 발생하고 있는지를 추측합니다.

뇌종양 환아에서 나타나는 증상은 참으로 다양합니다. 두통, 피로감, 메스꺼움 등 일반적인 증상에서부터 경련, 반신 부분마비, 시력 장애 등 신경계통의 장애가 있습니다. 그리고 이런 증상들은 환아의 연령에 따라 차이가 있고, 뇌종양의 종류 또는 그 발생 위치에 의해 좌우됩니다.

뇌종양으로 인한 증상은 일반적으로 두 가지로 분류되는데, 하나는 종양의 크기가 커지면서 생기는 뇌압 상승에 의한 증상이고, 다른 하나는 종양이 머리 안에서 자라면서 뇌와 주변 신경에 직접 압박을 가하여 생기는 증상입니다. 뇌압 상승으로 생기는 증상은 두통, 구토, 식욕 부진 등이 있고, 종양의 압박으로 인한 뇌기능 장애로는 시력저하, 근육허약, 복시(물체가 둘로 보임), 청력저하 등이 있습니다. 돌 이전의 영아에서는 대천문이 열려 있어 뇌압 상승에 의한 증상은 드물게 나타나는 대신에 머리가 커지는 특징이 있습니다.

뇌종양 때문에 생기는 가장 흔한 증상은 두통, 구토, 경련이 대표적이며, 그 외에 뇌종양 자체에 의해서 또는 그와 관련하여 나타나는 증상은 아래와 같습니다.

01) 두통

두통은 뇌종양에서 가장 흔한 증상으로 아침에 일어날 때 가장 심한 편이며, 구토를 동반하기도 합니다. 매일 두통이 계속되고, 약을 먹거나 충분한 수면 후에도 좋아지지 않으며 점점 심해지는 특징이 있습니다.

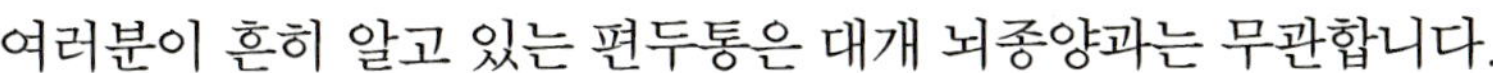

여러분이 흔히 알고 있는 편두통은 대개 뇌종양과는 무관합니다.

02) 구토

소아는 식도 및 위가 약하여 음식을 섭취한 후에 잘 토할 수 있습니

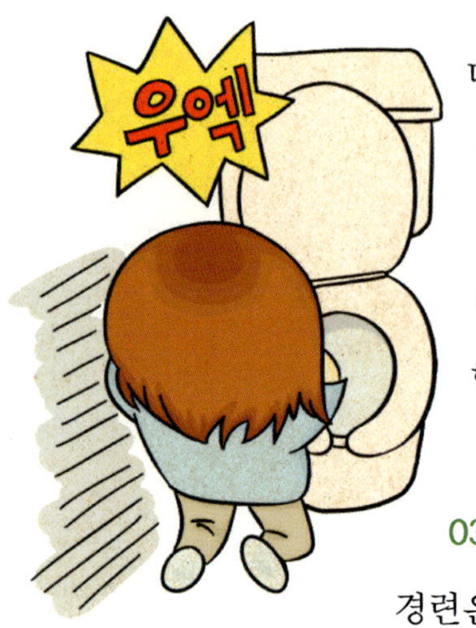

다. 하지만 뇌압 상승에 의한 구토는 메스꺼움 없이 뿜어내듯이 토하며 음식 섭취와 관계없이 나타납니다. 아이가 별다른 이유도 없이 자주 토하면 뇌종양을 의심해 보아야 합니다.

03) 경련(발작)

경련은 모든 뇌종양 환자에서 흔히 생길 수 있으며 서서히 자라는 저등급교종Low-grade glioma에서 자주 발생합니다. 경련(발작)의 양상은 크게 부분발작Partial seizure과 전신발작Generalized seizure으로 구분합니다. 부분발작은 단순simple과 복합complex 부분발작으로 나누며, 단순부분발작은 대체로 의식 장애가 없이 손, 입술, 혀 등에 경련이 생기고 대개는 발작 전 환자가 예측할 수 있는 전조(前兆, aura) 증상을 동반합니다. 복합부분발작은 인식 장애, 감정 장애, 정신감각 장애, 정신운동 장애 등을 동반할 수 있는데 환자는 이를 기억하지 못하는 것이 일반적입니다. 저등급교종 환자에서 이런 복합부분발작이 흔히 일어납니다.

전신발작은 나타나는 증상에 따라 소발작Petit mal seizure, 근간대성발작Myoclonic seizure 그리고 대발작Grand mal seizure 등으로 세분합니다. 소발작은 아무런 전조 증상 없이 의식이 잠깐 동안 소실되는 것이 특징인데 대개 2~10초 내에 회복됩니다. 환자는 꿈꾸는 사람처럼 말을 하다가 갑자기 멈추기도 하고, 팔다리에 갑자기 기운이 빠져 버리기도 합니다. 근간대성발작은 팔다리 또는 몸통의 근육이 강직되는데, 이런 발작은 대개 3초 이상 지속되지 않습니다. 그리고 이런 근육의 강직 현상은 한 군데 근육에 국한되어 나타날 수 있으나 전신에 나타나기도 합니다. 대발작은 경련 중 가장 심한 발작으로 환자는 의식을 완전히 잃고 근수축이 간헐적으로 나타나는 것이 특징입니다. 강직기에는 호흡이 끊겨 얼굴이 창백해지고 혀를 깨물거나 자기도 모르게 소변이 나오기도 하며 입에서는 침, 거품이 나오는 등 대개 3~5분 정도 지속된 후 발작이 멈추며 환자는 깊은 잠에 빠지곤 합니다.

04) 전해질(나트륨)이상

우리 몸의 수분은 정밀하게 유지되며 땀이나 소변으로 수분이 배출되면 갈증이 나고 물을 섭취하게 됩니다. 이를 조절하는 것은 뇌의 사상하부와 뇌하수체이며, 이 부위에 종양(두개인두종, 배세포종)이 생기면 조절에 이상이 생겨서 전해질이상이 나타나고 소변량이 변하여 과다소변배출(요붕증)이 나타나기도 합니다. 또한 항암치료 중 구토가 심하고 식욕이 부진할 때 환자의 영양 섭취를 대부분 수액에 의존해 생활하거나 수술 후 환자가 전적으로 수액에 의존해 있는 경우, 갑자기 체내의 염분이 떨어지게 되면 저나트륨혈증으로 환자가 경련을 할 수 있어 특히 주의가 필요합니다. 뇌시상하부의 수분 조절에 이상이 생기면 탈수증이 발생해도 갈증을 느끼지 못하여 고나트륨혈증이 나타나기도 합니다.

05) 피로감

끊임없이 이어지는 병원 생활에서 생기는 육체적, 정신적인 피로감은 누구도 피해 가기 어렵습니다. 특히 방사선치료 후 몇 달간 또는 1년이 경과된 후까지 나타나는 피로감은 방사선에 의해 우리 몸의 호르몬을 조절하는 시상하부-뇌하수체에 생긴 변화로 호르몬 분비가 감소해서 나타난다고 추정하고 있습니다. 이런 경우 스테로이드가 일시적으로 에너지를 보충해 줄 수 있고, 필요시 다른 약물(리탈린, Ritalin®)로 치료하는 것이 도움이 되기도 합니다.

06) 근육 위약감weakness

뇌종양이 자라날 때는 근육에 힘이 빠지는 경험을 할 수도 있는데, 종양 내에 출혈이 생기는 경우 갑자기 이런 증상이 나타나기도 합니다. 종양 내의 출혈은 교모세포종이나 희소돌기아교세포종Oligodendroglioma 환자에서 생길 때가 있습니다. 그리고 방사선치료 중에 종양에 부종이 생기는 경우에 나타나기도 합니다.

07) 졸림증

뇌종양이 아니더라도 감염 등에 의해 몸이 불편할 때 올 수 있으나,

뇌종양이 커져 뇌압이 오르거나 방사선치료 때 느끼게 되는 경우가 흔합니다. 또 항경련제, 진통제 등 약물의 과다 복용으로 오는 경우도 흔히 있습니다. 또한 당뇨병이 없던 아이라도 뇌압을 낮추기 위해 복용한 스테로이드 때문에 종종 혈당이 높게 올라가는 것을 볼 수 있는데, 이때에 졸림증이 발생하기도 합니다.

08) 불면증

청소년기 아이들에게는 종양 자체에 의한 심적 스트레스가 불면증을 초래하기도 하지만, 주로 스테로이드 복용 때문에 오는 경우가 더 흔합니다. 이런 경우엔 스테로이드를 저녁 시간엔 복용하지 않는 것이 좋습니다.

09) 불안증

암 치료를 받는 모든 환자에게서, 특히 사춘기 아이들에게서 자주 볼 수 있는데, 스테로이드 부작용으로도 생길 수 있습니다. 약물을 이용하여 환자를 진정시켜야 할 때도 생깁니다.

10) 우울증

불안증과 마찬가지로 암 치료 중에 청소년기 환자들에게서 볼 수 있는데, 심한 경우 정신과 의사의 도움을 받거나 항우울증약의 복용이 필요할 때도 있습니다.

11) 성격 변화

특히 대뇌의 전엽 또는 우측 측두엽 등에 종양이 생겼을 때 오는 증상인데 환자는 정신 집중을 하기 힘들게 됩니다. 이런 증상은 드물게 약물 때문에 오는 수도 있습니다.

🌱 뇌종양의 위치에 따른 신경학적인 증상

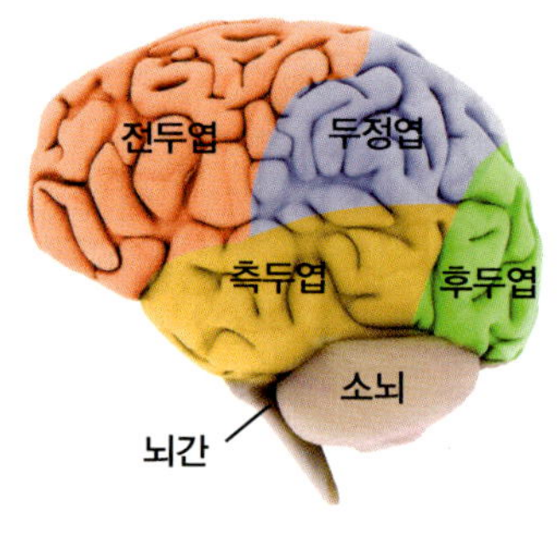

앞에서 보았듯이 뇌는 크게 대뇌와 소뇌, 뇌간 그리고 간뇌 등으로 나누어져 있으며, 뇌종양이 뇌의 어느 부위에 생겼는가에 따라 각각 다른 증상을 보일 수 있습니다. 다시 말하면 대뇌에 있느냐, 소뇌에 있느냐, 또는 뇌간, 그렇지 않으면 간뇌에서 생겼느냐에 따라 증상이 달라집니다.

01) 전두엽

이 부위에는 교종(성상세포종: 별모양 세포종)이 잘 생기는데, 전두엽의 기능이 다양한 만큼 그 증상도 다양합니다. 같은 전두엽이라도 그 앞부분과 뒷부분에 따라 증상의 차이가 생길 수 있습니다. 앞 부위에 생기는 종양은 주로 정신 심리상태에 영향을 주어 자극과민성,

좌절, 무기력, 무감동, 우울 등의 증상을 유발하고, 또 일의 집행 능력에 지장을 줍니다. 그리고 순간적인 충동의 제어가 잘 안 됩니다. 전두엽 뒷부분에 종양이 생겨 소위 운동신경중추에 압박이 가해지면 팔, 다리 등을 의지대로 움직일 수 없게 되는데, 종양이 오른쪽에 생겼느냐 왼쪽에 생겼느냐에 따라 그 반대쪽의 팔, 다리에 근육 허약증과 같은 장애가 옵니다.

02) 두정엽

이 부위는 감각을 통합하고 인지를 판단하는 기능을 합니다. 좌측 뇌에 종양이 있으면 글을 못 읽거나 숫자 계산을 잘못할 수도 있습니다. 감각 장애가 생겨 반대쪽 팔다리의 통증, 접촉, 압박, 온도 등의 감각이 둔해지고, 때로는 몸의 위치를 바로잡지 못할 수가 있습니다.

03) 측두엽

듣기와 말하기의 중추가 있는 곳으로 특이하게도 우측과 좌측의 기능이 다릅니다. 언어 중추의 다양한 기능, 즉 표현, 수용, 쓰기, 읽기 등에 관한 것은 주로 왼쪽에서 관장하고, 오른쪽에선 언어 구사만 관장합니다. 재미있는 사실은 대부분의 사람이 오른손잡이인데 이들의 언어 중추는 의례 반대편인 왼쪽에 자리합니다. 하지만 왼손잡이의 언어 중추는 대부분(70%) 같은 방향인 왼쪽에 있습니다.

04) 후두엽

시각 중추가 있는 곳입니다. 그래서 여기에 종양이 생기면 환자는
시야가 좁아지거나 시각적 인지불능이 생길 수 있습니다. 하지만
시력에는 영향을 주지 않아 장님이 되는 경우는 없습니다. 또 색맹
이 되는 것과도 무관합니다.

05) 뇌량(뇌들보)

대뇌 가운데에 자리 잡고 있으며 여러 신경의 신호가 교차되는 곳으
로 왼쪽이나 오른쪽 뇌의 기능을 양방향으로 전달해 주는 조직입니다.

06) 소뇌

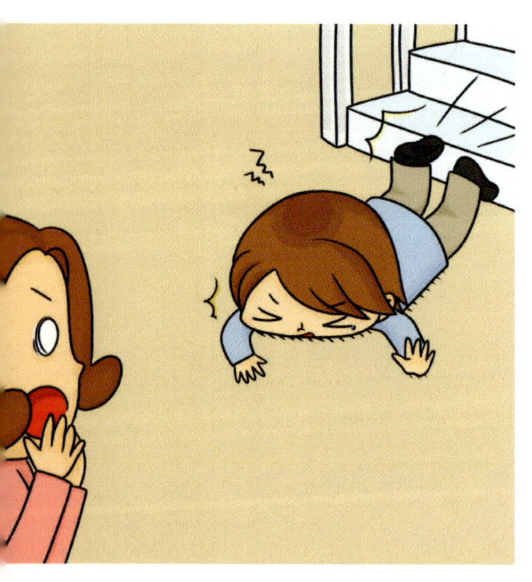

소뇌는 몸의 균형과 걸음걸이를 잡아
주는 곳이므로 이곳에 종양이 생기
면 술 취한 것처럼 비틀거리게 됩니
다. 하지만 종양 발생 부위에 따라 같
은 쪽으로 넘어지게 됩니다. 그리고
운동거리측정 장애, 고유수용성감각
Proprioception 장애, 손떨림Tremor 등의
장애가 올 때도 있습니다.

07) 뇌간

뇌 속 깊숙한 가운데에 자리하면서 사람의 모든 자율신경 기능을 관장하는 중요한 부위입니다. 그러므로 이곳에 생기는 뇌간 교종은 호흡, 심장박동, 청력반응, 연하작용(삼키기) 등에 장애를 일으키고 종양으로 인한 뇌간의 심한 압박은 환아의 의식을 혼미하게 하고 혼수Coma에 이르게 하기도 합니다.

08) 12쌍의 뇌신경Cranial nerves

열두 개의 신경이 뇌의 양쪽으로 나와 있는데, 이들 신경들은 대부분 머리와 얼굴의 감각과 운동기능을 맡고 있습니다. 그리고 일반적인 뇌의 기능과 다르게 뇌신경에서는 오른쪽 신경에 종양이 생기면 오른쪽에, 또 왼쪽 신경이면 같은 왼쪽에 증상이 오는 것이 특징입니다.

〈뇌신경〉

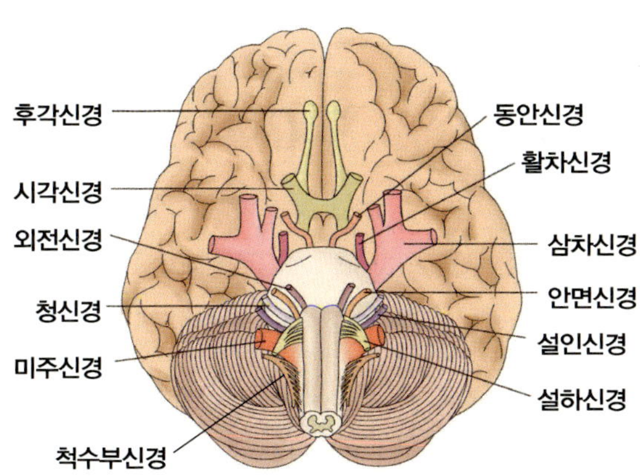

❶ 후각신경 냄새를 맡습니다.

❷ 시각신경 시력을 관장합니다. 이곳에 종양이 생기면 눈이 안 보일 수도 있습니다.

❸ 동안신경, ❹ 활차신경, ❺ 외전신경

눈 움직임을 맡고 있으므로, 사시 · 복시(물체가 두 개로 겹쳐 보임) 등을 초래할 수 있습니다.

❻ 삼차신경 얼굴 표면(안면)의 감각을 관장합니다.

❼ 안면신경 얼굴 표면의 움직임을 관장합니다.

❽ 청신경 청력 및 전정(평형)감각을 관장합니다.

❾ 설인신경, ❿ 미주신경

구역 반사(Gag)와 연하(삼키기) 기능을 관장하므로 이곳에 종양이 생기면 환아는 침을 흘리고 음식을 삼킬 수 없게 됩니다.

⓫ 척수부신경 목을 좌우로 돌려주고 어깨를 움츠리게 합니다.

⓬ 설하신경 혀의 움직임을 관장합니다.

제목   응급실에서

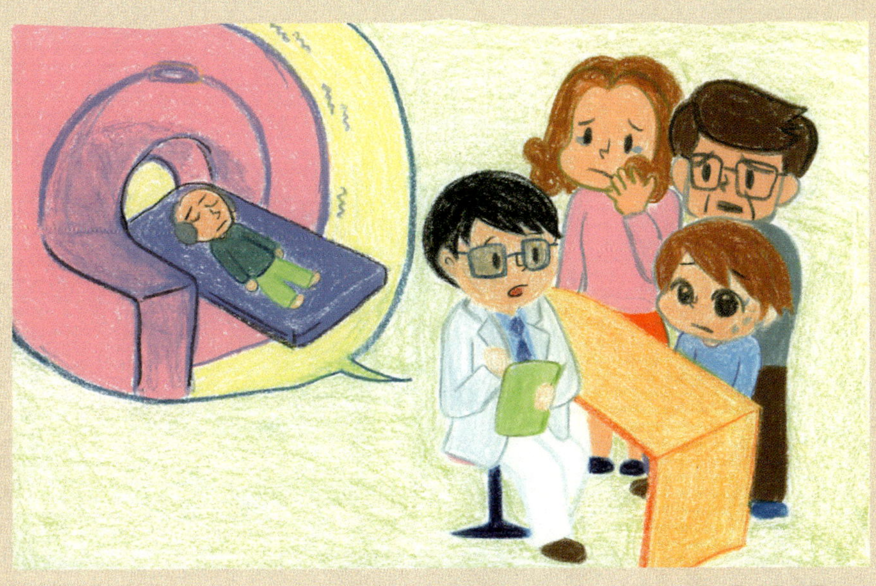

응급실에 도착하여 몇 가지 진찰을 하더니, 머리 사진(MRI)을 찍자고 했다. 지난밤에 토하느라 물도 거의 먹지 못해 공복이기 때문에 바로 사진을 찍을 수 있단다. 사진을 찍는 데 30분 정도 걸리는데, 사진이 잘 나오려면 움직이지 않아야 한단다. 아이들은 자꾸 움직이기 때문에 잠자는 약을 먹거나 주사를 맞고 찍는다고 했다.

모든 질환의 진단은 환자의 과거력을 잘 알아서 질환의 증상이 언제부터 어떻게 있었는지 알아보고, 신경학적 검사를 포함한 신체검사를 하여 질환을 추정하고, 혈액검사나 X-ray, 컴퓨터단층촬영CT/자기공명영상MRI과 같은 영상학적 검사를 하여 질환을 확진하는 방법을 일반적으로 취합니다. 하지만 종양의 진단은 조직검사를 하여 병리학적으로 확인하는 것이 가장 중요합니다.

보통 뇌종양 환자는 일차적으로 개인의원을 거쳐 대형병원으로 의뢰되는 경우가 많습니다. 병원에서는 먼저 병력, 가족력 등의 질문을 하고, 다음으로 전신 진찰을 받고 필요한 신경학적 진찰이 뒤를 따릅니다. 신경학적 진찰은 보통 소아과 혹은 소아신경과전문의가 맡아 합니다. 그리고 당일 또는 며칠 후 CT, MRI 등의 사진을 찍게 됩니다. 또한 요즈음은 우리 귀에 아주 생소하게 들리는 새로운 진단 장비들이 도입되어 여러 가지 추가 검사가 진행되는데, 이런 이름도 모르는 검사 때문에 처음 병원을 방문하는 부모들이 당황하게 되는 경우가 많습니다. 따라서 이러한 진단 과정을 좀 더 자세히 알아보겠습니다.

병력과 가족력

01) 병력History

병력이라고 하면 환자의 '병에 대한 역사'라고 말할 수 있습니다. 거창하게 역사라고 하지만 사실은 언제부터 어떻게 아팠는지를 처음부터 시간 순서대로 써내려 가는 것입니다. 어떤 증상들이 있는지, 또 그 증상은 얼마나 오래되었는지, 얼마나 심한지, 간헐적으로 나타나는지 아니면 계속 고정적으로 머물러 있는지, 또 그 증상이 점점 심해지는지 또는 약해지는지 등을 질문하게 됩니다.

뇌종양을 가진 어린아이가 병원을 찾아오게 되는 이유는 연령에 따라서 매우 다릅니다.

출생 직후부터 만 1세 이하의 영유아는 머리가 다른 아이보다 크거나 발달이 늦다고 하여 병원에 오기도 하고, 경련을 일으키거나, 눈이 한쪽으로 치우치는 사시가 발견되어 오기도 합니다. 또한 아주 드물게는 임신 후기에 산전 초음파에서 뇌 속에 종양이 발견되기도 하는데, 이런 경우는 선천성 뇌종양이라고 합니다.

생후 1~3세경에는 아이가 걷고 뛸 수도 있고, 간단한 의사 표현을 할 수 있어서 여러 가지 증세가 나

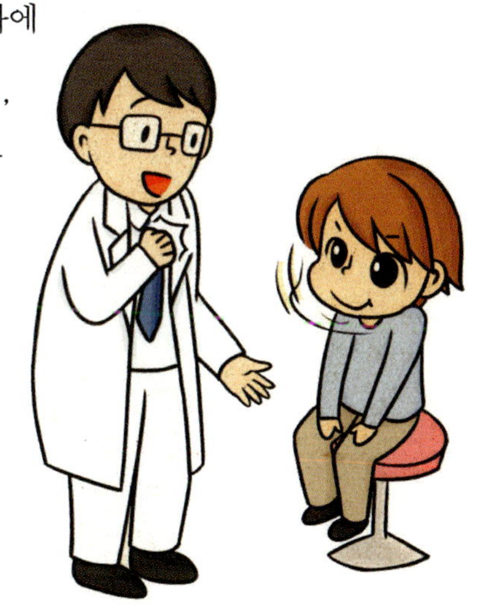

타날 수 있습니다. 두통 및 구토를 해서 병원에 오는 경우가 가장 흔하며, 소뇌에 발생하는 종양의 경우에는 뇌척수액의 통로를 막으면서 수두증(Hydrocephalus, 뇌척수액의 순환이 잘 안 되어 머리에 뇌척수액이 많이 있는 상태로 뇌압이 높아진 상태)이 동반되고, 잘 걷던 아이가 한쪽으로 비틀거리면서 걷거나 혹은 잘 걸으려고 하지 않거나 아주 걷지 못하는 퇴행 현상을 보이는 경우도 있습니다. 그 외에 경련이나 운동 마비증상을 나타내기도 합니다.

만 3세 이상에서는 다양한 언어적 표현이 가능하므로 두통 외에도 다양한 증세를 말할 수 있습니다. 아이가 자주 두통을 호소하고 지속적인 구토를 하는 경우, 팔과 다리의 힘이 없거나, 눈의 시력저하 혹은 사시, 키와 몸무게가 작은 성장지연, '요붕증'이라고 하여 물을 많이 먹고 소변을 자주 보는 증상, 운동 실조, 경련 등의 다양한 증상으로 병원을 찾게 됩니다.

뇌종양에서는 병력의 기간이 짧을수록 종양이 빨리 자랐다는 것을 의미하므로 대체로 2주 이내의 짧은 기간 동안 증상이 있었던 경우는 예후가 나쁘다고 알려져 있습니다. 하지만 대부분의 부모들이 증상이 갑자기 생겼다고 생각하는 것과는 달리 아이들이 그 동안 아팠던 병력을 자세히 물어 보면 상당히 오래전부터 증상이 있었던 것으로 밝혀지는 경우가 대부분입니다. 아이들은 어른에 비하여 몸이 조금 불편해도 이를 잘 표현하지 못하고, 또한 쉽게 적응하는 경향도 있고, 부모들도 아이가 성장하는 과정에서 나타나는 현상이라고 생각해서 병원에 늦게 오는 경우도 있습니다. 따라서 아이들의 시력이 떨어지거나, 키가 잘 안 크는 경우, 자꾸 구토를 하는 경우, 소변을 자주 보거나 물을 많이 먹는 경우도 주의를 기울여서 관찰하고 병원에 데려가 보는 것이 좋습니다.

뇌종양이 발생하는 위치에 따라서도 병력이 다릅니다. 천막상부(천막, tentorium, 대뇌와 소뇌를 가르는 막)에 위치한 시신경에서 종양이 생긴 경우에는 우선적으로 시력저하, 시야(눈이 보이는 범위) 장애로 아이가 눈이 잘 안 보인다고 호소하거나 혹은 자꾸 텔레비전을 가까이에서 보려고 앞으로 가게 되고, 학교에서도 칠판에 쓰인 글씨를 못 알아보는 경우가 많습니다. 우리 몸의 호르몬을 만드는 뇌하수체 주변에 생기는 종양은 호르몬의 장애를 일으켜서 키가 잘 안 자라는 저신장과 저체중 혹은 발육부진 등이 발생합니다. 이들 부위에서 생긴 종양도 아주 크게 자라나는 경우에는 결국 두통과 구토를 동반하게 됩니다.

대뇌에서 종양이 생기는 경우에서도 측두엽에 생긴 종양은 주로 경련을 일으키고, 후두엽은 시각기능의 저하와 시야 장애가 나타나고, 두정엽에서는 운동 혹은 감각마비로 뇌의 반대측 팔과 다리의 위약감 혹은 이상감각 등이 생기기도 하며, 전두엽에서는 행동 변화 등이 나타날 수도 있습니다.

청소년기에는 송과체Pineal gland 부위에서 종양이 잘 발생하는데, 이 부위는 눈을 움직여 주는 기능과 관련이 있어서 눈을 위아래 쪽으로 못 움직이는 특별한 증상이 나타나기도 합니다. 이를 '파리노드 증후군Parinaud's syndrome'이라고 합니다.

뇌의 천막 아래(천막하부)에는 소뇌와 뇌간이 있습니다. 소뇌는 우리 몸의 균형을 잡아주는 평형기능을 하며 또한 손발의 미세한 움직임을 조절하는 미세운동조절 기능도 맡고 있습니다. 따라서 수모세포종과 소뇌의 성상세포종의 경우에는 서 있거나 걸을 때 한쪽으로 쓰러지거나 비틀거리는 현상(운동 실조)이나 손으로 글씨를 쓰거나 수저를 움직일 때 손떨림이 생길 수 있습니다. 뇌간에 종양이 생기는 경우에는 사시 증상으로 눈이 한쪽으로 쏠려 있거나 혹은 안면신경마비, 한쪽 팔다리의 힘이 빠지는 위약감이 생길 수 있습니다.

02) 가족력

뇌종양을 가진 아이들의 부모와 형제 중에 비슷한 병(암)에 걸린 사람이 있었는지, 있었다면 어떤 암이었는지 등을 조사하는 것을 가족력이라고 합니다. 그 외 부모님의 직업, 담배, 술, 약물 복용 등 얼핏 생각하기엔 별로 도움이 될 것 같지도 않은 사항들도 하나하나 질문하고 기록합니다.

물론 뇌종양이 유전되는 경우는 매우 드물지만, 부모 혹은 형제 중에 유전성종양증후군(신경섬유종증, 결절성경화증, 혈관모세포종증 등)이 있는 경우에는 가능성이 있으므로 이를 자세히 알아보아야 합니다.

이 중에서도 가장 흔한 유전성종양증후군은 신경섬유종증Neuro fibromatosis으로 인구 4,000명당 1명에서 발생하는데, 1형과 2형으로 구분됩니다. 전체 신경섬유종증 환자의 약 1/2은 부모에게서 유전되지만, 나머지 절반은 돌연변이로서 부모의 병력과 상관없이 발생합니다. 신경섬유종증은 피부와 말초신경과 중추신경 부위의 신경섬유에 종양이 생기는 대표적인 유전질환입니다. 최근 연구에 의하면 1형 신경섬유종증은 제17번 장염색체에 위치한 뉴로파이브로민Neurofibromin이라는 유전자의 돌연변이에 의하여 발생하는 것으로 밝혀졌습니다. 신경섬유종증이 있다고 해서 꼭 종양이 생기는 것은 아니지만, 일반인에 비하여 종양이 생길 수 있는 위험도가 매우 높으므로 병원에서 정기적으로 뇌 및 척수 검사를 하고, 발암물질, 특히 방사선 노출 등을 가능한 피하는 것이 좋습니다. 우리나라에도 유전성종양증후군 환자들이 수만 명 이상 있을 것으로 예측되며, 이러한 병이 있는 환자나 가족들은 자주 병원에서 의료진의 정기적인 진찰과 검사를 받는 것이 암을 예방하고 조기 치료할 수 있는 방법입니다.

01) 의식의 수준

뇌는 정신과 의식 상태를 주관하므로, 뇌에 종양이 생기면 의식에도 변화가 생길 수 있습니다. 의학적으로 의식에는 수준이 있으며 이를 ❶ 깨어 있는 상태, ❷ 잠자는 상태, ❸ 혼수상태 등으로 나눌 수 있습니다. 깨어 있는 상태는 의식이 명료하다고 표현하며 지금이 몇 월 며칠 무슨 요일인지 알고 있으며, 현재 어느 장소에 있는지, 또한 주변에 있는 사람들이 누구인지도 잘 알고 있는 상태로 정상 상태를 말합니다. 잠자는 상태는 '기면상태'라고도 하는데 평상시에 자꾸 자려고 누워서 눈을 감고 있고, 누가 부르거나 흔들어서 깨워야지만 주변에 반응을 보이는 상태를 말합니다. 그리고 혼수상태는 누가 이름을 부르거나 흔들어서 깨워도 눈도 뜨지 않고 계속해서 자는 것처럼 반응이 없거나 약간의 움직임만 보이는 상태를 말합니다.

　뇌의 종양을 아직 제거하지 않았거나 혹은 수술 후에도 종양이 일부 남아 있거나, 혹은 재발된 경우에, 종양이 커지거나 종양이 뇌척수액의 흐름을 막아서 수두증이 발생하여 뇌 안의 압력이 상승하게 되면 두통과 구토가 생기고, 특히 의식의 수준이 떨어지는 경우가 많습니다. 따라서 의료진뿐만 아니라 아이의 가족들도 아이의 의식 수준에 변화가 있는지 항상 주의해서 보아야 합니다. 아이들이 흔들어서 깨워야만 정신을 차리는 잠자는 상태, 혹은 이보다도 더 심각한 혼수상태가 되면 즉시 의료진에게 연락해야 하며, 응급실로 내원해야 합니다. 특히 잠자는 시간에도 아이가 숨을 빠르게 몰아서 쉬거나, 숨소리가 거칠어지거나, 혹은 숨이 아주 약해지는 경우에는 이를 유심히 지켜보고 조금이라도 이상하면 아이를 흔들어서 깨워 보고 의식이 있는지 말을 알아듣는지 확인해 보는 것이 좋습니다.

02) 뇌신경

뇌신경의 이상 여부를 검사할 때는 얼굴의 기능이 세부적으로 제대로 작용하는지 각각 확인해 보아야 합니다. 특히, 뇌압이 상승하게 되면 시신경의 기능저하로 시력이 떨어지거나, 눈을 옆으로 움직여 주는 외전신경의 기능이 저하되어 사시가 발생하며, 의식이 저하된 경우에는 동안신경의 기능 중에서도 빛반사기능이 감소합니다.

03) 운동신경계

운동신경은 근육의 운동력 강도를 측정해야 알 수 있으며 5개의 등급으로 나뉩니다. 아이가 어린 경우에는 아이를 일으켜 세워 보거나, 무릎을 구부리고 펴기, 손에 물건 쥐기 등의 간단한 방법으로도 운동신경의 이상여부를 알 수 있습니다.

04) 감각신경계

감각신경은 어린아이들에게서 가장 하기 힘든 검사입니다. 아이가 초등학생 이상인 경우에는 감촉감각, 통증감각, 진동감각, 위치감각 등을 각각 조사해 볼 수 있습니다. 뇌종양보다는 척수 혹은 척추에 종양이 있는 경우에 중요한 검사입니다.

05) 소뇌 기능

소뇌는 우리 몸의 균형을 잡아주는 역할을 합니다. 아이의 코와 검사자의 손가락을 마주치는 '손가락-코 마주치기검사Finger to nose test'로 손떨림이 있는지를 알아보고, 아이가 일직선으로 그어진 선을 밟고 쓰러지거나 흔들림 없이 걸을 수 있는지를 측정하는 '일직선걷기검사Tandem gait'를 통해서 검사합니다.

🌱 영상의학적 검사

병력과 진찰로써 뇌종양이 어느 정도 의심되면 다음으로 혈액 검사, 일반영상촬영x-ray, 단층촬영 그리고 척추천자 등으로 검사가 이어집니다.

01) 일반 방사선 영상

방사선촬영은 일명 X선 검사라고도 하는데, 퀴리 부인이 처음으로 발견한 이후로 의학 발전에 지대한 공헌을 해온 검사입니다. 하지만 일반 방사선촬영으로는 우리 몸의 뼈 모양만 대강 볼 수 있으므로 뇌의 병을 알아내는 데는 부족한 점이

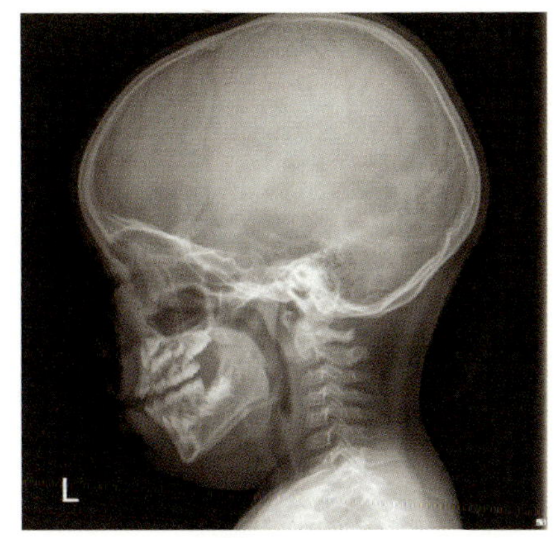

일반 방사선 영상

많아서 뇌종양에서는 잘 사용하지 않는 검사입니다. 그러나 종양이 석회화되었는지 또는 종양으로 인해 두개골의 뼈가 침식Erosion되었는지를 알려 할 때 이용할 수 있습니다. 서서히 자라는 수막종 또는 두개인두종Craniopharyngioma 등에서 석회화가 흔히 관찰됩니다. 또는 뇌종양 환자에서 수두증으로 뇌실-복강간 단락술을 받은 경우에 단락밸브의 위치를 확인하기 위하여 간혹 일반 방사선을 촬영하기도 합니다.

02) 단층촬영

가장 흔하게 사용되는 것이 CT와 MRI인데, 둘 다 컴퓨터그래픽을 이용해 뇌의 단층영상을 보여 줍니다. 그리고 단층촬영 중에는 흔히 조영제를 정맥에 투여하는데 조영제는 정상 뇌 조직보다는 종

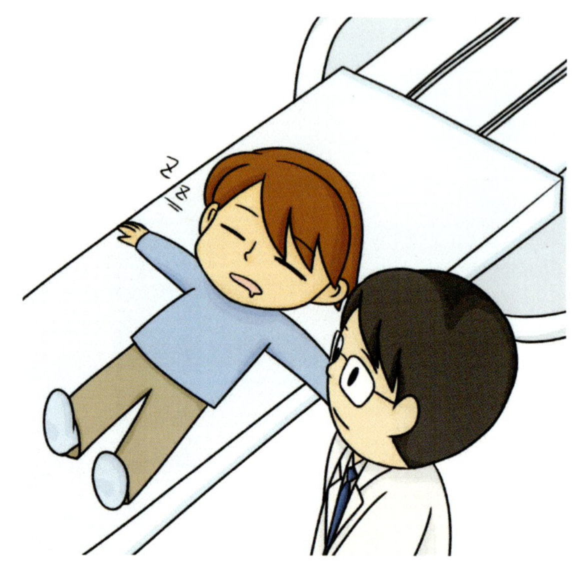

양 부위에 더 많이 모여드는 경향이 있습니다. 이는 종양에 의해 혈관이 손상되어 투여된 조영제가 종양과 그 주변으로 스며들기 때문입니다. CT 영상은 석회화된 부분 그리고 뼈가 침식된 부분을 잘 보여 주는 반면, MRI 영상은 크기가 작은 종양, 뇌간종양, 뼈와 근접해 있는 종양 등 많은 경우에 더 유용해 요즈음은 CT 스캔보다는 MRI 스캔이 더 보편화되어 가고 있습니다.

(1) CT 영상

CT로 표현하며 Computerized Tomography의 약자로서 우리말로 번역하면 '컴퓨터단층촬영'입니다. 이는 X선 기구와 컴퓨터를 같이 이용하는 것으로 어떤 물체의 단면을 얇게 잘라 방사선으로 촬영한 후, 촬영된 수백 개의 단층영상을 컴퓨터가 합성하여 하나의 단면영상으로 보여 주는 것입니다. 특히 조영제를 투여하여 종양의 성격 등 많은 정보를 얻을 수 있습니다. CT는 1971년에 최초로 개발되어 뇌 촬영에 사용된 이후 뇌를 검사하는 데 없어서는 안

될 매우 필요한 진단기구입니다.

　CT 촬영의 장점은 짧은 촬영시간으로, 특히 아이들이 촬영 중에 조금 움직이더라도 수분 내에 비교적 쉽게 촬영할 수 있고, 보호자가 아이 옆에서 촬영하는 동안 직접 관찰할 수 있는 장점이 있습니다. 하지만 CT 촬영 중에 아이

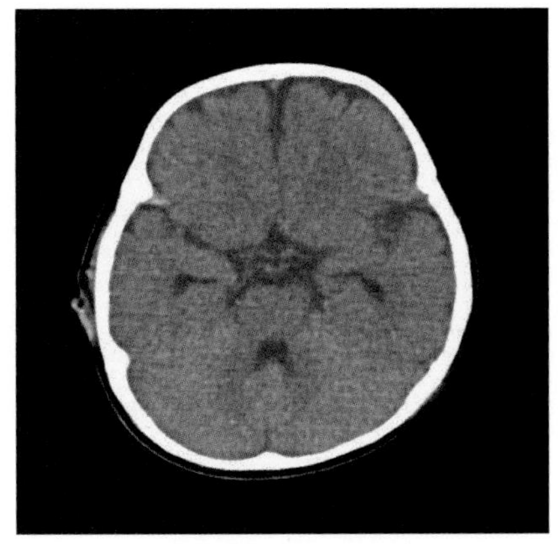

정상 뇌 CT 사진

가 방사선에 일부 노출되는 점이 단점이라고 할 수 있습니다. 뇌종양에서는 종양의 자세한 모양과 주변 조직과 관계를 보여 주는 영상이 MRI에 비하여 부족하지만, 짧은 검사 시간과 수술 전후 종양 부위의 석회화 여부와 출혈 등을 찾아내는 데 도움이 됩니다.

(2) MRI 영상

MRI는 Magnetic Resonance Image의 약자로서, MRI 영상촬영은 일반 방사선 영상이나 CT 영상촬영과는 달리 방사선을 사용하지 않는 촬영 방법입니다. MRI 검사는 방사선 대신에 아주 센 자석을 이용하여 인체 내에 자장을 만들어서 체내 수소 분자의 진동을 일으키고 여기서 나오는 약한 진기 신호를 찾아내서 이를 이용하여 단층영상을 만들어냅니다. 그래서 얼굴이나 머리 속에 금속체를 가지고 있으면(수술용 클립, 뇌실 내 단락밸브, 치과 교정기 등) 전자장

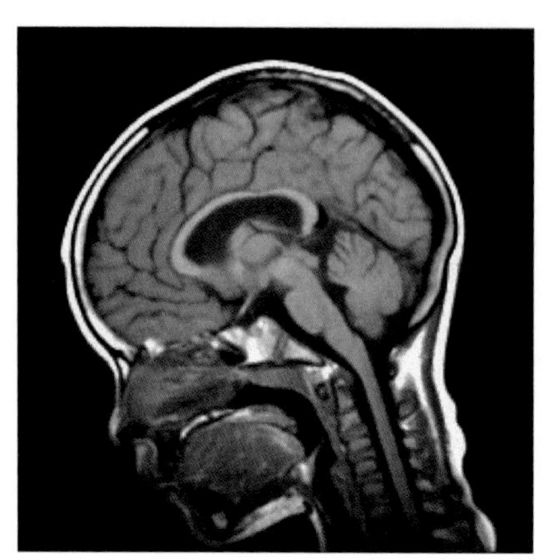

정상 뇌 MRI 사진

에 방해를 주므로 미리 담당의사와 상의해야 합니다. 방사선에 노출되지 않고 매우 세밀하고 자세한 영상을 얻을 수 있는 장점이 있어서 뇌종양을 비롯한 뇌의 질환을 진단하는 데 매우 중요한 영상입니다. 하지만 MRI 영상을 얻는 데는 터널 모양으로 막힌 공간 안에서 약 30분~1시간 정도의 긴 검사 시간 동안 움직이지 않고 가만히 있어야 촬영이 가능합니다. 몸의 작은 움직임에도 예민하여 대부분의 아이들은 진정제를 투여하고 재워야만 정확한 검사가 가능한 단점이 있습니다. 또한 검사하는 동안 보호자가 같이 있을 수 없고, 검사 비용도 CT 영상에 비하여 비쌉니다. 따라서 MRI 검사는 아이의 의식 수준이 명료하고 진정제를 투여하는 데 문제가 없거나, 진정제를 투여하지 않고도 검사를 할 수 있는 협조가 잘 되는 아이들에게 주로 사용됩니다.

(3) 기능성 MRI

보통 MRI 사진보다 빠르게 영상을 찍어 뇌조직에서 사용되는 산소의 양을 바로 측정하며, 언어·기억·운동 등을 조절하는 뇌피질과 종양과의 위치를 정확하게 알려 줍니다. 따라서 수술 시에 뇌를 다

치지 않고 수술할 수 있도록 안
내해 주는 지도와 같습니다.

(4) MRI 혈관 영상

MRI로 혈관의 모양을 영상으로
보여 줍니다. 이는 조영제를 쓰지
않고 사진을 찍기 때문에 그렇게 과격한 시술이 아니
므로 소아에서 편하게 사용할 수 있습니다.

(5) MR분광 영상

뇌종양의 화학 성분 또는 종양의 대사물질을 측정해 악성등급을 구
별하고, 남아있는 종양이 아직 살아있는지 또는 이미 죽었는지를
구분하는 데 도움을 줍니다.

(6) PET 영상

PET는 Positron Emission Tomography의 약자로서 양전자를 이
용하여 단층촬영을 하는 방법입니다. PET 영상의 촬영 방법은 CT
와 비슷하지만 CT와는 달리 촬영기계에서 방사선이 직접 발사되지
않고, 혈관을 통하여 주입된 방사선 동위원소에서 나오는 양전자의
양을 찾아내고 이를 영상으로 합성합니다. 즉, PET 영상 촬영기계
에는 방사선을 발사하는 장치는 없고 이를 탐지하고 찾아내는 검출

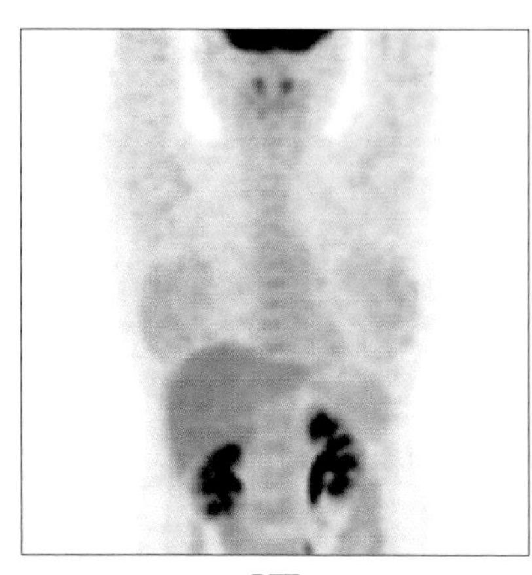

PET

기로 이루어져 있습니다.

　PET 영상의 장점은 암세포에서 이용하는 영양물질이나 분자물질에 방사선 동위원소를 붙여서 암세포를 인체 구석구석까지 세밀하게 찾아낼 수 있다는 장점이 있습니다. PET 촬영에는 방사선 동위원소를 가진 포도당(Radioactive sugar, FDG라고 부름) 혹은 아미노산 등을 주사하여 뇌 조직이 섭취한 방사선 동위원소의 양을 측정합니다. 빠르게 자라나는 종양은 정상적인 뇌 조직보다 더 많은 양의 포도당이나 아미노산을 섭취하므로 뇌종양이 생겼음을 추정할 수 있습니다. 하지만 이미 괴사된 조직이나 흉터 조직은 포도당 혹은 아미노산을 거의 섭취하지 않습니다. 특히 직경이 1cm 이하의 아주 작은 종양도 PET 영상을 이용하면 정확히 찾아낼 수도 있습니다. PET 영상은 뇌종양에서 종양의 악성도를 평가하거나, 종양이 남아 있거나 재발했는지 여부를 판단하는 데 많은 도움을 줍니다. 하지만 영상의 해상도가 MRI 혹은 CT에 비하여 떨어지므로, 단독으로 사용하기보다는 MRI 영상의 보조적 진단 방법으로 주로 사용됩니다.

(7) **SPECT** Single photon emission computerized tomography

PET 스캔과 비슷하게 주입된 방사선동위원소가 뇌 조직에 분포되는 양상을 카메라로 찍어 종양의 악성, 양성 등급을 구별하고 또 괴사조직과 실제로 남아있는 종양을 감별하는 데 도움을 줍니다.

03) 혈관조영술Angiography

허벅지 동맥을 통해(카테터를 삽입한 후) 조영제를 직접 투여하여 뇌혈관의 분포와 그 양상을 촬영하는 검사입니다. 뇌종양의 위치, 크기, 그리고 혈관이 종양 주위로 얼마나 많이 생겨났는지를 관찰할 수 있습니다. 혈관조영술 외에도 CT나 MRI를 이용해 뇌와 뇌종양으로 흘러 들어가는 혈액의 양과 흘러가는 속도를 측정할 수 있는 새로운 장비들이 많이 사용되고 있으며, 이를 통틀어 혈역동학적 영상 Hemodynamic imaging이라고 부릅니다.

위에 언급한 혈관조영술이나 MRA는 신경외과 의사로 하여금 수술 시에 뇌종양 주변에 모여 있는 혈관을 피해 가는 데 도움을 줍니다. 그리고 혈관조영술을 이용해 뇌종양에 혈액을 공급하는 큰 혈관을 막아주면(색전술, embolization) 수술 중에 출혈을 최소한으로 줄여 수술을 안전하게 진행할 수 있는 장점도 있습니다

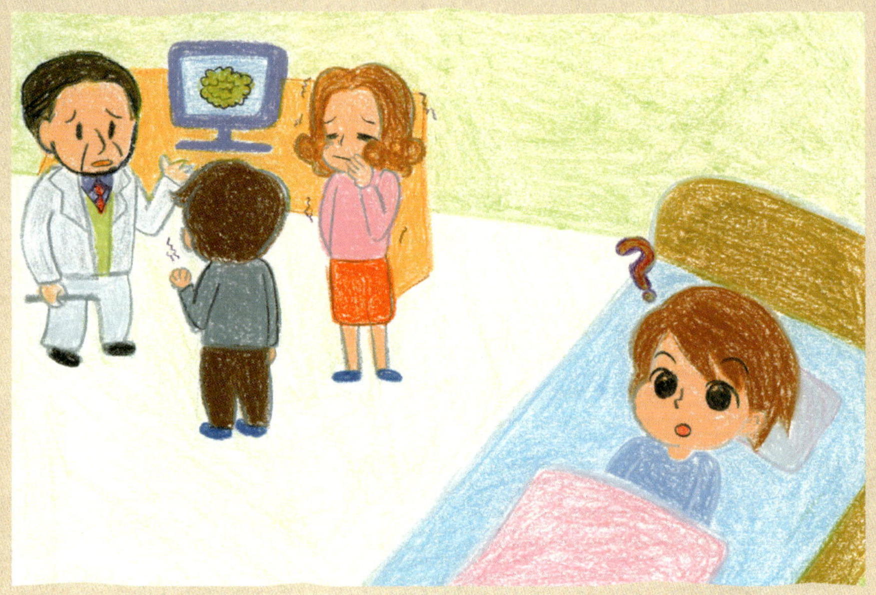

깨어나 보니 머리가 하얀 할아버지 선생님이 엄마 아빠지와 이야기를 하고 계셨다. 어? 엄마가 울고 계신다! 무슨 일이지? 내가 "엄마" 하고 부르자 엄마는 얼른 눈물을 훔치고 날 보며 밝게 웃으셨다. 내 머리 속에 혹이 있어서 그동안 아팠던 거라고 한다. 머리속의 혹을 떼기 위해 내일 모레 수술을 하기로 했다.

🧠 뇌종양의 분류

뇌종양은 양성종양과 악성종양(암)으로 나눌 수 있습니다. 양성종양은 일종의 혹으로 수년 혹은 그보다 더 오랜 기간 천천히 자라면서 주변 조직을 침범하지 않고 또한 다른 부위로 퍼지지도 않습니다. 양성종양의 경우 환자가 증상이 없어 우연한 기회에 뇌 검

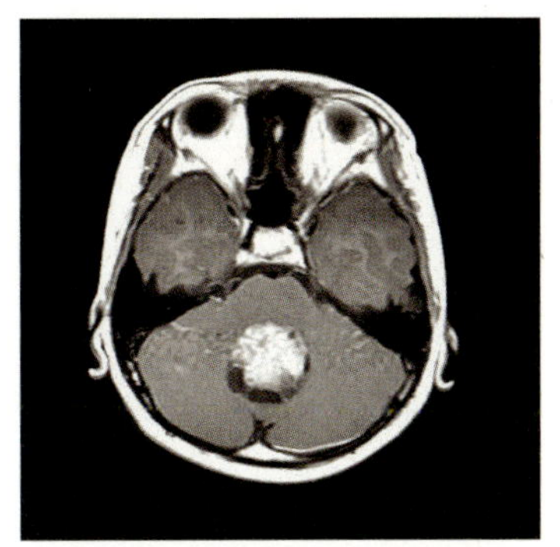

뇌종양 환자 MRI 사진

사(CT 혹은 MRI)를 해서 발견되기도 합니다. 또한 수년 동안 종양의 크기가 별로 변하지 않을 수도 있습니다. 반면에 악성종양은 일반적으로 암이라고 불리며, 종양의 성장이 빠르고 주변 조직을 침범하고 파괴하며 심한 경우에는 다른 부위로 전이되어 멀리 퍼져나가기도 합니다.

소아에게 발생하는 뇌종양은 성인에게 나이가 들면서 발생하는 뇌종양과는 달리 불행하게도 90% 이상이 악성뇌종양(암)입니다. 소아의 뇌종양은 소아에게 가장 흔한 고형(덩어리)암이며, 또한 혈액 암인 백혈병을 포함해도 두 번째로 흔하게 발생하는 암입니다. 뇌는 인체의 어느 부위보다도 더 다양한 종류의 세포들로 구성되어 있어서 수십 종류의 종양이 발생합니다. 지금부터 어떤 종류의 뇌종양이 있는지 알아 보겠습니다.

뇌종양은 뇌를 구성하는 각각의 세포에서 유전자의 돌연변이에 의하여 발생합니다. 따라서 뇌종양은 각각 세포의 모양에 따라서 분류되어 있습니다.

뇌는 수많은 세포로 이루어져 있지만 그중에서도 가장 많고 중요한 세포는 당연히 신경세포, 즉 뉴런Neuron입니다. 하지만 신경세포만으로 뇌를 구성하지 못하며, 이들 신경세포를 지지해주고 영양 공급 등의 보조적 역할을 해주는 세포가 있는데 이를 아교세포Glial cell; glia라고 합니다. 이때 아교라는 말은 접착제를 말하며, 즉 아교세포는 신경세포들이 뇌 조직 내에서 떨어지지 않도록 잘 접착해주는 역할을 합니다. 이런 아교세포에는 3가지 종류가 있는데 별모양으로 생긴 성상세포Astrocyte와 신경돌기가 별로 없는 희소돌기아교세포Oligodendrocyte 그리고 뇌실막세포Ependymal cell(상의세포)가 이에 해당합니다.

뇌종양은 신경세포(뉴런)보다는 주로 아교세포에서 더 많이 발생하는데, 이를 신경아교종 혹은 줄여서 간단히 교종Glioma이라고 합니다. 교종은 아교세포의 종류에 따라서 성상세포종Astrocytoma, 희소돌기아교종Oligodendroglioma, 뇌실막세포종(상의세포종, ependymoma)으로 나눌 수 있습니다. 이런 교종이 소아뇌종양의 약 40~50% 정도로 가장 많이 차지합니다.

교종 다음으로는 수모세포종Medulloblastoma, 배(생식)세포종Germ

cell tumors, 두개인두종Craniopharyngioma, 원시신경외배엽세포종 Primitive neuroectodermal tumor, PNET, 신경절교종Ganglioglioma, 맥락총종양Choroid plexus tumors 등의 순서로 발생합니다.

종류	세포의 기원	세부분류	WHO 악성등급 (Ⅰ~Ⅳ)
교종	성상세포 (별아교세포)	털모양성상세포종	Ⅰ
		미만성원섬유성 성상세포종	Ⅱ
		황색성상세포종	Ⅱ
		악성성상세포종	Ⅲ
		교모세포종	Ⅳ
	희소돌기세포	희소돌기아교세포종(핍지교종)	Ⅱ
		악성 희소돌기아교세포종	Ⅲ
	뇌실막세포	뇌실막세포종(상의세포종)	Ⅱ
		악성 뇌실막세포종	Ⅲ
배아성 종양	소뇌 미성숙 세포	수모세포종(속질모세포종)	Ⅳ
	신경외배엽세포	원시신경외배엽종양(PNET)	Ⅳ
배세포종양	생식세포	배아종	Ⅳ
		기형종	Ⅱ
		융모암종	Ⅳ
		내배엽동종양	Ⅳ
		배아암종	Ⅳ
신경세포종	신경세포	배아형성장애성 신경상피종양	Ⅰ
		신경절세포종	Ⅰ
		신경절교종	Ⅱ
		중심신경세포종	Ⅱ

뇌는 '천막'이라고 불리는 막을 기준으로 천막 위에는 대뇌와 간뇌가 있고, 천막 아래에는 소뇌와 뇌간이 있습니다. 따라서 뇌종양도 천막 위에 발생하는 천막상부종양과 천막 아래에서 발생하는 천막하부종양으로 나눌 수 있습니다.

천막 위에 발생하는 종양이 더 흔하며, 시신경 통로에서 생기는 시신경로교종Optic pathway glioma, 대뇌반구에서 주로 생기는 대뇌반구교종Cerebral hemispheric glioma과 원시신경외배엽종양, 그리고 송과체에서는 주로 배세포종양이 생깁니다. 호르몬을 만드는 뇌하수체 부위에서는 두개인두종, 배아종이 잘 발생하고, 뇌실 주변에서는 뇌실막세포종이 발생합니다.

천막 아래에서 발생하는 종양은 대개 네 가지 종류이며, 소뇌에서는 중앙에서 수모세포종이 가장 흔하게 발생하고, 소뇌 반구에서는 소뇌성상세포종Cerebellar astrocytoma이 흔하고, 그리고 뇌간 주위에서 발생하는 뇌간교종Brain stem glioma이 있습니다.

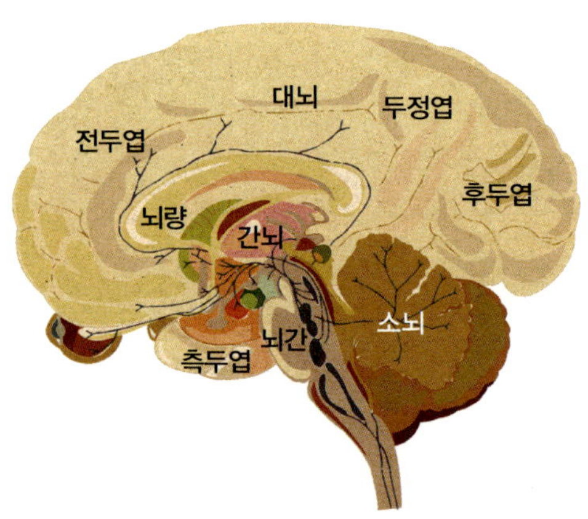

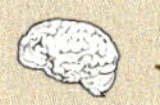 뇌종양의 종류

뇌종양은 120여 개 정도나 되는 여러 가지 종양을 포함합니다. 여기에 우리 몸의 다른 신체 부위에서 전이되어 온 종양들까지 계산한다면 이보다 훨씬 더 많은 숫자가 되겠지요. 이 책에는 그 많은 뇌종양 중에서 소아에게 흔히 발생하는 대표적인 종양들을 소개하고, 또 드물지만 소아에게만 특이하게 나타나는 종양도 몇 개 뽑아 보았습니다.

수모세포종(속질모세포종)Medulloblastoma

01) 정의

수모세포종, 속질모세포종은 소뇌의 미성숙 신경세포의 돌연변이에 의하여 생기며, 소아뇌종양에서 두 번째로 흔합니다. 수모세포종과 세포의 모양은 비슷하지만 천막 위에서 자라는 종양을 원시신경외배엽종양PNET이라고 하며, 치료 방법과 예후가 다릅니다. 수모세포종은 수술 후에 방사선 및 항암제가 필요한 대표적인 뇌종양으로서 과거부터 현재까지 소아뇌종양의 치료에 많은 연구와 발전을 이루었던 종양입니다.

02) 발생 빈도

남아에게 더 많이 생기고 대부분 10세 미만에서, 특히 3세와 8세 사이에 제일 많이 발생합니다. 소아뇌종양의 15~20%를 차지하는 가장 대표적인 악성종양 중의 하나입니다.

03) 원인

소뇌를 형성하는 미성숙세포의 돌연변이에 의하여 종양이 발생하며, 현재까지 알려진 바로는 4가지 형태의 분자생물학적 양상이 밝혀진 상태입니다.

04) 증상

종양이 발생한 소뇌 속에서의 위치와 환자의 연령에 따라 차이가 납니다. 영아는 아이의 머리 크기가 갑자기 커지면서 흔히 안절부절못해합니다. 18개월 이상인 환아는 대천문이 닫혀 있는 까닭에 머리가 커지지는 못하고 대신 뇌 속의 종괴로 인해 뇌압이 상승하게 됩니다. 이런 경우 구토가 생기는데 아침에 일어날 때가 가장 심하며, 더 큰 아이는 흔히 두통이 동반됩니다. 처음에는 흔히 감기 등의 호흡기 질환이나, 장염 등 소화기 질환과 혼동되는 경우도 있습니다. 종양이 커짐에 따라 환아는 점점 기운이 없어지고 주의집중이 안 되며 자주 구토를 하며 기억력 저하가 따라옵니다. 그리고 운동 장애, 뇌신경 마비로 사시, 안구 진탕(떨림) 등이 나타나기도 합니다.

05) 진단

많은 뇌종양이 그렇듯이 CT와 MRI로 진단을 시작합니다. 그중에 CT는 종양의 유무는 물론 수두증과 출혈이 동반되었는지를 밝혀 주고, MRI는 종양을 보다 선명하게 잘 보여 줍니다. 그리고 CT와 달리 MRI는 방사선을 방출하지 않는 장점이 있습니다. CT나 MRI를 촬영할 때는 아이가 한동안 움직이지 않아야 하기 때문에 대부분 수면제 또는 간단한 마취가 필요합니다.

또한 수모세포종은 약 10~30%가 적수액을 따라 척추로 전이되므로 척추 MRI도 함께 해야 합니다. 또한 수술 후에는 척추천자로 뇌척수액을 검사하여 종양세포가 있는지를 검사해야 합니다.

치료를 시작하기 전 그리고 치료 중이거나 치료가 끝난 후에도 간혹 PET가 추가되기도 합니다. PET의 특징은 뇌조직과 뇌종양에서 서로 다른 생물학적 활성도를 나타내기 때문에 특히 뇌종양의 재발이나 방사선 치료 후에 오는 괴사 조직을 탐색, 구별하는 데 도움이 됩니다. 하지만 영상만으로는 아직 뇌종양의 정확한 진단이 안 되므로

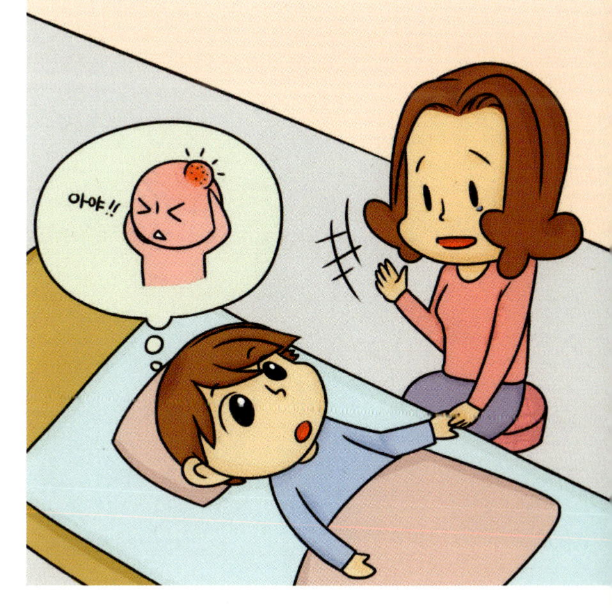

이런 영상검사 후에는 반드시 수술을 하여 떼어낸 조직으로 현미경을 이용한 병리적 확진이 따라야 합니다.

06) 치료

대부분의 수모세포종은 수술, 방사선치료 그리고 항암화학요법까지, 이 세 가지 치료 방법이 모두 필요합니다.

(1) 수술

수모세포종의 일차적인 치료법은 신경외과적 수술에 의한 완전 종양 적출입니다. 눈에 보이는 모든 종괴를 다 제거해도 현미경적으로는 언제나 종양 세포가 조금은 남아 있다고 간주해야 합니다. 수술 후 일시적으로 안면 마비, 보행 장애, 안구 움직임의 장애 등이 따라오는 경우도 있는데 이는 대부분 수술로 인해 뇌의 부종이 생겨 일어나는 현상입니다. 그래서 수술 전후에 스테로

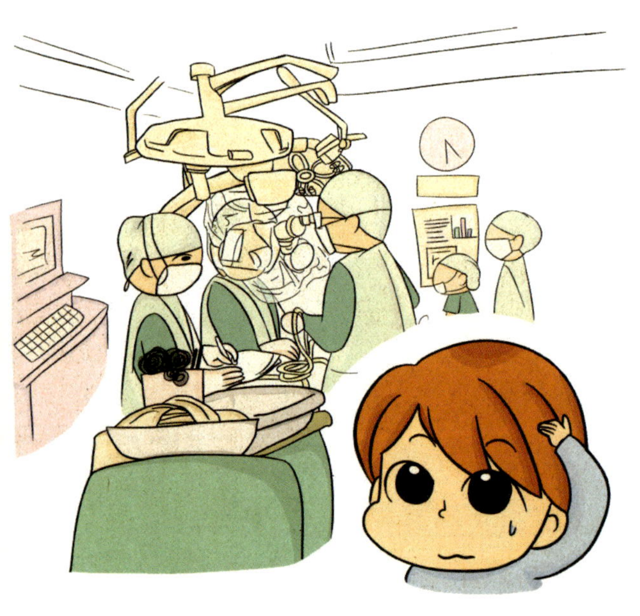

이드를 사용해 부종을 없애주고 있습니다. 수술 직후에 실어증세가 생기고 말을 제대로 하지 못하는 경우도 있으나 1~3개월 내에 대부분 회복됩니다. 드물게 장기적인 언어 장애, 근육마비, 신경 장애, 보행 장애 등이 일어나는 경우도 있습니다. 이렇게 피하기 힘든 부작용도 있지만 수술에 의한 종양 적출은 치료에 있어서 절대적으로 필요한 것이고 수모세포종 환아 모두가 통과하여야 할 첫 관문입니다.

수술의 일차적인 목적은 조직검사와 종양 제거입니다. 또한 수술은 병기 결정을 하는 데도 도움을 줍니다. 병기란 수술 후 남아 있는 종양의 크기 그리고 종양의 전이의 범위가 어느 정도인지를 확인하는 과정을 말합니다. 이렇게 얻은 결과를 참작해 수모세포종을 표준위험군과 고위험군 두 개의 군으로 나누어 치료의 방침을 결정하고 있습니다. 추후 방사선치료의 총 투여량, 방사선 조사의 범위 그리고 항암치료의 종류와 강도가 이에 의해 결정됩니다.

특히 수모세포종은 흔히 뇌척수액의 정상 흐름을 차단해 버리기 때문에 뇌압 상승이 심한 경우 종양을 적출하기 전에 미리 내시경 수술로 뇌척수액이 종양을 우회하여 빠질 수 있는 수술을 하기도 합니다. 이는 종양의 발생으로 상승되어 있는 뇌압을 떨어뜨려 주어 두통, 구토 등의 증상을 완화시켜 주고 천막탈출Tentorial herniation 등의 응급 상황을 예방해 주기도 합니다. 때로는 작은 실리콘관을 사용하여 뇌실에서 넘쳐 나는 척수액을 외부로 뽑아주는 경우도 있습니다. 이를 뇌실외배액술External Ventricular Drain, EVD이라고 부르는데 이는 일시적인 수술이며, 필요시 영구적인 뇌실-복강단락술Ventriculo-Peritoneal Shunt, VP shunt을 하기도 합니다.

(2) 방사선치료

수술 후 3주 정도 지나서부터 방사선치료가 시작되는데 중추신경계통Neuraxis 전부(머리에서 척추 끝까지)를 포함해서 방사선치료를 하고, 종양이 발생한 소뇌 부분엔 추가로 방사선을 더 줍니다. 방사선치료의 후유증을 의식해서 3세 미만의 아이들에겐 방사선 용량을 줄이고, 대신 약물요법을 시행하거나 아예 고용량항암화학약물요법(자가조혈모세포이식 포함)을 먼저 택하고 나중에 아이가 3세가 넘으면 필요에 따라 방사선을 사용하는 방법도 있습니다. 방사선의 단기 부작용으로는 오심, 구토, 식욕부진, 구강염, 방사선치료 부위에 오는 피부염(화상) 등이 흔하고 혈액 수치(백혈구, 혈소판 감소와 빈혈)가 떨어지기도 합니다.

방사선치료의 장기적인 부작용으로 인지기능 저하, 학습 장애, 내분비 장애와 성장 장애 그리고 훗날 새로운 암(2차암)의 발생 가능성도 빼놓을 수는 없습니다.

(3) 항암화학요법

수모세포종은 중추신경계 전체로 빨리 전이될 수 있는 악성 뇌종양의 표본으로 치료를 지체할 수 없는 종양입니다. 다행히 수모세포종은 항암치료에 탁월한 반응을 보여 항암치료의 비중은 점점 커지고 있습니다. 흔히 사용되는 약제로는 시스플라틴Cisplatin, 빈크리스틴Vincristine, 싸이톡산Cytoxan, cyclophosphamide, 에토포사이드 Etoposide, VP-16 등이 있습니다. 3세 이하의 영아나 3세 이후의 아이라도 고위험군에 속하는 환아들에게는 고용량항암화학약물요법이 시행되고 자가조혈모세포이식을 받게 하는 추세입니다. 흔한 부작용으로 오심, 구토, 구강염, 식욕부진, 탈모, 간 수치의 증가, 혈액수치의 감소, 신기능의 저하가 있습니다. 특정 항암제에 따라 청력감퇴, 말초신경병변, 경련 등 다양한 증상이 나타나는데, 이런 증상들은 환아 연령에 따라 차이가 있고, 또 그 증상의 심한 정도도 환자마다 다르게 나타납니다.

07) 예후

근래에 수술, 방사선치료, 항암요법 등 모든 분야에서 치료 기법이 향상되고 기초연구도 활발해져 치료 성적도 점진적으로 향상되고 있습니다. 현재 표준위험군 환자에선 80%의 장기생존이 가능하고 고위험군 환자들도 60%를 넘나드는 생존율을 보이고 있습니다.

08) 재발

모든 치료가 완벽하게 시행되었다 해도 30~40% 환아는 재발을 경험하게 됩니다. 재발은 환아의 연령, 종양의 크기와 전이 유무, 수술 시 종양 제거의 정도 그리고 치료 방법의 선택과 또 항암치료 원칙에 명시된 규정을 정확히 이행했는가에도 영향을 받습니다. 만일 재발되면 2차 수술, 새로운 방사선치료, 그리고 새로운 약제의 항암요법, 고용량항암요법과 조혈모세포이식 등 다양한 치료 방법이 있습니다. 그러므로 예전과 달리 수모세포종의 재발이 꼭 절망을 불러오는 것만은 아닙니다.

09) 장기 후유증

치료의 성공으로 장기생존을 누리는 대부분의 환아들은 크건 작건 간에 여러 가지 후유증으로 고생하는 경우가 많이 있습니다. 그래서 근래에는 치료 향상을 추구하는 동시에 삶의 질 향상에도 많은 연구가 진행되고 있습니다. 환아가 겪는 육체적인 장애와 정신적인 부담은 이루 말할 수 없고 환자의 가족이 겪어야 하는 정신적 · 경제적인 부담, 그리고 사회가 맡아야 하는 책임 또한 크다고 하겠습니다. 장기 후유증으로 오는 호르몬분비 장애, 성장 장애, 인지기능 장애, 학습 장애, 청력저하, 신체적 부자유, 보행 장애, 수두증, 경련, 만성 피로감, 재발 또는 새로운 암의 발생, 우울증 등 이루 다 열거할 수 없을 정도입니다.

다행히 이런 장애들은 상당 부분 치료의 도움으로 증상이 호전되고 상당수의 후유증은 충분히 극복해 낼 수 있습니다. 호르몬 주사,

약물 처방, 물리치료, 직업치료, 언어치료, 보청기 등으로 도움을 받을 수 있고, 사회복지사, 내분비 의사, 정신과 의사의 자문도 크게 도움이 됩니다. 또한 특별 교육을 통하여 학업을 계속해 상급 학교에 진학할 수도 있습니다. 그리고 치료가 아무리 성공적으로 끝났고 아무리 건강하게 정상적인 생활을 유지할 수 있는 경우라도 정기 검진, 호르몬 검사, 인지기능 검사 그리고 필요한 CT/MRI 촬영 등 정기적으로 건강을 점검하는 것을 잊지 말아야 하겠습니다.

10) 결론

소아에게 자주 발생하는 수모세포종은 빠른 시간 내에 전이되는 악성종양이지만 치료법의 꾸준한 발달로 장기생존율이 크게 상승되었습니다. 하지만 아직도 30% 이상의 환아에서 재발을 보이고, 또 장기생존 환아의 상당수가 신체적·정신적인 장애를 갖고 있습니다. 이에 수모세포종에 대한 기초적인 그리고 임상적인 연구가 계속되어야 합니다. 뇌종양의 분자생물학적, 유전학적 연구로 수모세포종의 특성을 밝히고, 이를 토대로 부작용이 적고, 맞춤치료가 가능한 새로운 표적 항암제를 만들어내어야 하고, 백신 치료, 유전자 치료 등의 혁신적인 치료법을 일반화해야 합니다. 한편으론 장기 후유증으로 고생하는 많은 장기생존자들의 재활 교육과 사회보장을 위해 국가적인 차원에서도 적절한 지원 제도의 확립이 필요합니다.

🌱 뇌실막세포종(상의세포종)

01) 정의

주로 뇌실의 벽이나 척수 도관을 감싸서 보호해 주는 뇌 조직 세포의 하나인 상의세포에서 발생하는 종양인데 교종 중의 하나로 간주합니다. 이 뇌실막세포종은 뇌, 척수, 중추신경계 어디에서나 발생하고 천막상부보다는 천막하부에 더 많이 발생합니다.

뇌실막세포종을 네 가지 형태로 세분합니다.

❶ 뇌실막세포종Ependymoma - 대체로 서서히 자라는 악성도가 중간(WHO II 등급)의 종양

❷ 악성(역형성) 뇌실막세포종Anaplastic ependymoma - 빨리 자라는 악성도가 높은 종양(WHO III 등급)

❸ 뇌실막하세포종Subependymoma - 경계성종양(WHO I 등급)

❹ 점액유두상 뇌실막세포종Myxopapillary ependymoma - 척수에서 주로 발생하며 경계성 종양(WHO I 등급)임.

02) 발생 빈도

뇌 천막 아래에서 수모세포종, 소뇌교종 다음으로 흔한 종양으로 30%는 3세 미만에서 발생합니다.

03) 증상

뇌압 상승에 따른 증상이 대표적입니다. 이는 환아의 연령에 따라 차이가 나는데 영아에서는 머리가 빠르게 커가는 것을 우선 보게 됩니다. 또한 보챔, 무기력, 구토 등의 증상이 따라오므로 먹는 데에 문제가 생기게 마련입니다. 2세 이상에서는 두통, 구토, 보행 장애가 주된 증상입니다. 또한 뇌간 부위나 목쪽 척수에 생기면 목에 통증이 오고 대뇌에 생기면 두통, 반신부분마비, 경련 등이 올 수도 있습니다.

04) 진단

일단 뇌종양이 의심되면 CT와 MRI가 필수 요건이 되고, 수술 제거 시 얻은 종양 조직으로 확실한 병리진단을 내리게 됩니다. MRI가 종양의 위치와 크기를 명료하게 보여 주지만, CT도 빼놓지 못하는 이유는 종양 내의 출혈 유무 그리고 동반된 수두증을 잘 보여 주기 때문입니다. PET도 추가되는 경우는 보통 방사선치료 후의 검사에서 치료받은 종양이 괴사가 일어났는지 아니면 아직 살아있는 종양으로 남아 있는지를 구별하기 위해서입니다. PET는 CT/MRI 등과는 달리 종양의 살아있는 실제 활동성을 측정해 줍니다. 요추천자는 종양 세포가 척수내로 전이되어 있는지를 확인하는 데 쓰입니다.

(1) **수술**

수술 전 스테로이드 약물 및 마니톨용액으로 뇌압 상승 및 뇌부종
을 미리 치료합니다. 수술에 의한 종양 적출은 가능한 모두 제거하
는 것이 기본이지만 종양이 혈관 혹은 뇌신경을 침범하거나 뇌간을
침범하고 있는 경우에는 수술에 의한 완전적출은 위험하므로 부분
적으로 제거하고 예민하고 위험한 부위의 종양은 남겨둡니다.

(2) **방사선치료**

수술에 의한 종양 적출과 함께 방사선치료가 이제까지 치료의 근간
을 이루어 왔습니다. 종양이 수술로 일부만 제거되어 아직 남아 있
을 경우에나 또는 완전적출된 상황에서도 방사선치료가 필수적으
로 이용되어 왔습니다. 하지만 근래에는 종양이 완전히 수술적으로
제거되고 종양의 악성도가 낮은 일부 환아에게는 추가적인 방사선
치료의 타당성에 의문을 제기하는 논문도 나와 있습니다. 반면 종
양의 전이가 확실하면 전체 뇌 그리고 척추까지 방사선치료를 반드
시 해주어야 합니다.

　만 3세 미만의 아이들에 대한 치료 방침엔 의견이 갈라지고 있습
니다. 방사선치료를 3세 이후로 지연시키기 위해 항암제를 먼저 사
용하자는 주장과 한편으로 재발을 방지하기 위해 3세가 안 된 아이

라도 미리 종양 부위에 방사선치료를 권장하는 주장이 맞서고 있습니다. 최근 미국에서 12개월 이상 아이에게 국소방사선치료를 우선적으로 사용하여 좋은 치료 결과를 얻었다는 보고가 있습니다. 따라서 국내에서도 방사선치료를 3세 이하에서도 시도하려는 추세입니다.

(3) 항암화학요법

항암요법의 역할은 아직 확실하게 규명되지 않은 상태입니다. 시스플라틴을 사용해 치료에 좋은 반응이 있었다는 보고도 있지만 대부분의 연구에선 아직 확실한 항암효과가 증명되지 않았습니다. 하지만 3세 미만의 환아에서는 방사선치료를 늦추려는 목적으로 항암제를 투여하거나, 남아 있는 종양을 재수술하기 전에 투여하기도 합니다. 특히, 악성 뇌실막세포종이나 전이가 된 경우에는 방사선치료 후에 사용합니다.

06) 예후

전체 환자의 5년 생존율은 50%가 넘습니다. 하지만 악성도가 높은 종양이거나 수술로 종양 적출이 부분적으로만 이루어진 경우에는 장기생존율이 현저히 떨어집니다. 따라서 종양이 남아있는 경우에는 재수술로 제거하는 것이 좋으며, 필요시 감마나이프 방사선수술이 도움이 될 수 있습니다.

🌱 배세포종(생식세포종양)

01) 정의

중추신경계에 발생하는 배세포종은 다른 신체 부위(고환, 난소 등)에서 보는 배세포종과 생화학적 또는 병리적으로 비슷한 양상을 나타내며 그 치료법 또한 거의 동일합니다. 보통 송과체 부위나 터키안 상부Suprasellar에 주로 생깁니다.

배세포종은 배세포종Germinoma, 배아성암종Embryonal carcinoma, 융모막암종Choriocarcinoma, 내배엽동종양Endodermal sinus tumor 또는 Yolk sac tumor, 혼합배세포종Mixed germ cell tumor, 성숙기형종Teratoma, 미성숙기형종Immature teratoma 등으로 구분합니다. 그리고 이들 모두의 배세포종을 병리적 소견과 종양 표지인자의 수치에 따라 양성과 악성 두 가지로 분류합니다. 배아성암종, 융모막암종, 내배엽동종양 등을 통틀어 비배아종성 악성배세포종으로 부르는데 이들은 배아성암종을 제외하고는 알파태아단백Alpha-fetoprotein, AFP이나 베타사람융모성생식샘자극호르몬Beta-human chorionic gonadotropin, B-hCG의 종양 표지물질을 분비합니다.

02) 빈도

발병 연령은 10~12세이고, 특히 이 배세포종은 서양보다는 한국, 일본, 대만 등 동양에서 더 많이 발생되어 전체 뇌종양의 5~10%

에 이르고 있습니다. 그리고 여아보다는 남아에서 발생 비율이 높습니다.

03) 증상

증상은 종양들 각각의 발생 위치에 따라 다르게 나타납니다. 송과체(솔방울샘) 부위에서 발생하는 종양은 뇌압 상승에 의한 두통, 구토 이외에 파리나드 증후군이라 불리는 눈 운동 장애(상향주시 마비, 안구 조절, 수렴마비, 동공마비, 동공의 대광반사 감퇴)가 오고, 터키안 상부에서 발생하는 종양은 내분비 장애(요붕증, 성장 장애 등)를 초래합니다. 특히 요붕증은 소변 배출을 억제하는 호르몬(항이뇨호르몬)의 결핍 증세로, 체내의 수분을 유지하지 못하고 물을 자주 먹고, 소변도 자주 보게 됩니다.

04) 진단

배세포종이 발병하는 장소인 송과체나 터키안 상부는 수술로 접근하기가 쉽지 않은 곳이기 때문에 예로부터 수술적인 제거와 조직검사 등이 이루어지지 못해 CT 등의 영상 진단과 척수액에서 종양 표지인자를 검색해 최종 진단하는 사례가 많았습니다. 또한 배세포종의 대부분은 방사선치료에 반응이 좋아 확실한 진단이 없어도 방사선치료를 시작해, 그 치료 반응을 보고 진단을 추정하는 경우도 있었습니다. 하지만 최근에는 신경외과 기술의 발달로 종양의 완전 또는 부분 제거가 많이 수월해졌고, 또한 최소한의 조직검사라도 시행해 확실한 병리적 진단을 얻어 양성, 악성을 구분하고 이에 상응하는 치료를 하는 것이 일반적입니다.

05) 치료

치료 방법은 수술 이외에 방사선치료, 항암요법, 고용량항암요법과 자가조혈모세포이식 등이 있습니다. 배세포종의 종류와 위험군의 분류에 따라 이들 치료법 중에서 적절한 복합요법을 차별되게 적용합니다.

성숙기형종은 항암치료 없이 수술적 제거만으로 치료를 종료해도 완치가 가능합니다. 미성숙기형종은 수술 후 간혹 재발하는 사례가 있어 경우에 따라 방사선치료 또는 항암요법을 추가하는 경우도 있지만 예후는 매우 양호합니다. 오늘날에는 성숙기형종과 미성숙기형종을 제외하곤 항암약물치료와 방사선치료가 모든 배세포종에서 기본 치료 방법으로 자리 잡고 있습니다.

저위험군에 속하는 배아종은 항암요법과 방사선치료에 반응이 좋아 90% 이상의 환자가 장기생존을 하지만, 비배아종성배세포종Nongerminomatous germ cell tumor, NGGCT에서는 일반적인 치료로는 50~60% 이상의 생존을 기대하기 어렵습니다. 그러므로 저위험군인 배아종은 치료에 의한 부작용을 줄이는 전략이 필요하고, 고위험군인 비배아종성배세포종은 장기생존을 위한 치료 전략이 더 우선되어야 하는 것입니다.

저위험군인 배아종은 방사선의 총 조사량을 줄이거나 또 조사되는 방사선 부위를 뇌 전체가 아닌 뇌실을 포함한 종양 부위에 국한하고 척추 부위는 제외하는 등의 전략을 도입하고 항암약물의 종류와 용량도 줄이는 방법을 이용합니다. 이런 노력은 방사선/약물 치료로 인해 장기생존 환자에게 올 수 있는 내분비 장애, 청력, 시력 장애, 뇌경색, 새로운 2차 종양의 발생 그리고 정신 장애 등과 같은 합병증을 최대한 감소시키기 위한 조치입니다.

반면 고위험군의 비배아종성배아세포종 환자나 치료 후에 재발한 환자에서는 항암, 방사선치료의 복합요법 이외에 고용량항암치료와 자가조혈모세포이식까지 추가함으로써 환자의 생존을 도모하고 있습니다. 이에 흔히 쓰는 항암약물로는 싸이톡산, 에토포사이드, 빈크리스틴, 블레오마이신Bleomycin, 빈블라스틴Vinblastine과 시스플라틴, 카보플라틴Carboplatin, 이포스파마이드Ifosfamide 등이 프로토콜에 따라 몇 가지씩 병용하여 사용되고 있습니다.

🌱 교종

신경세포를 보조하는 조직은 성상세포, 희돌기교세포 그리고 뇌실막세포의 세 가지 종류의 세포로 구성됩니다. 이들 세포에서 발생하는 종양들을 통틀어 교종이라 칭합니다. 성상세포에 종양이 생기면 성상세포종, 희돌기아교세포에 생기면 희돌기아교세포종(꿞지교종), 그리고 뇌실막세포에서 생겨나면 뇌실막세포종이라고 부르는 것입니다. 이 세포들은 중추신경계에 광범위하게 퍼져 있어 이 세포들에서 생겨나는 교종 전부를 합치면 전체 소아뇌종양의 반 이상을 차지합니다.

또한 교종은 그 발생 부위와 병리적 양상에 따라 뇌간교종, 시각로교종Optic pathway glioma, 복합교종Mixed glioma, 대뇌신경아교종증Gliomatosis cerebri 등으로 나누어집니다.

01) 뇌간교종

뇌간은 뇌와 척수를 연결하는 신경다발을 일컫는데 이 부위는 눈, 안면, 목구멍 등의 근육 운동과 감각기능을 수행하는 곳으로 이곳에서 생겨나는 성상세포의 종양들을 뇌간 교종이라 부릅니다. 소아에서는 흔히 5세~10세 사이에 나타나고 전체 소아뇌종양의 10~20%를 차지합니다.

뇌간의 부위를 상·중·하 세 부분으로 구분하는데, 윗부분은 중뇌Midbrain, 가운데는 교뇌Pons, 그리고 아랫부분은 연수Cervico-medullary junction를 포함합니다. 뇌간교종의 70~80%는 교뇌에서 발생합니다. 대부분 조직검사 없이 영상자료MRI만으로 진단을 하고 치료를 시작하게 되지만, 실제로 이들의 병리적 양상은 저등급(WHO

Grade I)에서 고등급(Grade IV)까지 다양한데, 저등급교종보다는 고등급교종이 주를 이루고 있어 대부분 종양이 빠르게 성장합니다.

증상은 뇌간 내의 종양의 위치, 침윤 정도, 그리고 악성 등급에 따라 차이가 있습니다. 흔히 생기는 세 가지의 임상 징후로 다발성 뇌신경 장애(사시, 안면신경마비, 연하곤란), 장경로증상(Long tract sign, 반신부전마비), 그리고 소뇌 징후(운동 장애, 균형 장애)가 있습니다. 이 외에 정신 징후, 행동 변화 등이 따르기도 하는데 뇌압 상승의 징후(두통, 구토 등)는 비교적 적은 편이지만, 치료 후에 오기도 합니다.

치료도 뇌간 내의 종양의 위치와 크기, 침윤 정도에 따라 3가지 형태가 있습니다. ❶ 미만형Diffuse type은 가장 흔하며, 종양이 교뇌에서 퍼지면서 자라므로 수술적 제거가 불가능하고 예후도 나쁩니다. ❷ 국소형Focal type은 중뇌 혹은 연수에 주로 위치하며 크기가 2.5cm 이하로 작으므로 수술적 제거가 가능하며 예후가 좋습니다. ❸ 경추연수형Cervicomedullary type은 경추척수와 연수에서 주로 발생하며 저등급(I 등급) 교종이 많으며, 수술로 부분제거하고 보조적 치료를 하면 치료 결과가 좋습니다.

또한 종양이 한쪽에 치우쳐 있고, 종양의 경계가 뚜렷하거나 또는 뇌간 밖으로 줄기처럼 뻗어 나간 종양(외장형 종양, exophytic tumor)일 경우에는 수술적 제거를 시도하고, 이런 경우에는 환자의 예후가 아주 양호합니다. 그리고 방사선치료는 종양의 빠른 성장을 어느 정도 막아주지만 근본적으로 종양을 완전히 파괴시키지는 못합니다. 또한 현재까지 여러 형태의 항암치료의 임상시험이 수없이 시도되어 왔지만 아직 뚜렷한 성과를 얻지 못하고 있습니다.

뇌간교종은 소아뇌종양 중 예후가 가장 나쁘며 5년 생존율이 10% 이상을 넘지 못하고 있습니다. 뇌간교종의 기초연구와 새로운 치료법의 개발이 시급한 이유입니다.

02) 시각로교종

시신경로를 따라 안구 바로 뒤쪽부터 시신경Optic nerve, 시교차Optic chiasm, 그리고 시신경로Optic tract까지의 어느 부위에서나 발생하는 종양인데 조직학적으로는 주로 저등급 성상세포종에 해당됩니다. 보통 10세 미만에서 생기고 피부와 신경계에 생기는 유전질환인 제1형 신경섬유종증을 가진 환자에서는 약 20%까지 발생합니다.

대부분 서서히 자라는 종양이므로 처음에는 거의 증상이 없는 것이 보통입니다. 추후에 나타나는 주된 증상으로는 시력저하, 시력결손, 사시, 안구진탕 등 눈에 관한 증상이고, 종양이 시상하부를 침범하는 경우에는 성장 장애, 성조숙, 비만, 성장부진 등 내분비계통의 증상이 나타납니다. 간혹 종양이 제3뇌실을 압박하고 몬로공(Foramen of Monro, 양측뇌실과 제3뇌실을 연결하는 구멍과 같은 구조로 뇌척수액이 뇌실에서 빠져나가는 작은 통로)이 폐쇄되면 뇌압 상승의 증상이 오기도 합니다.

치료는 종양이 저등급 교종으로 서서히 자라기 때문에 종양이 많이 커져서 증상이 심해지거나 또는 시력 장애가 심해질 때까지 추적관찰만 하는 방법이 많이 사용되어 왔습니다. 하지만 최근에는 수술적으로 제거하기 어려운 경우 혹은 수술 후 종양이 남아 있는 10세 이하의 아이에게 항암제 치료를 하여 좋은 치료 결과를 얻은 것으로 보고되어 있습니다. 추적관찰 중에 종양이 재발하거나 10세 이상인 경우에는 방사선치료로 완치를 기대할 수도 있습니다. 이는 시각로교종이 아무리 양성이라도 계속 자라나는 특성이 있기 때문에 이를 미연에 방지하여 시력을 가능한 보존하기 위함입니다.

03) 대뇌신경아교종증

저등급 성상세포의 뭉친 덩어리가 중추신경계 내에 군데군데 여러 곳에 퍼져 있는 아주 드물게 발생하는 종양으로 천막상부에 특히 많이 발생합니다. 종양은 상당히 커지지만 악성종양과 달리 종양 주위로 혈관도 새로 생기지 않고 종양에 괴사도 일어나지 않습니다. 크게 자라는 종양으로 인해 뇌압 상승이 따라오면 두통, 구토 등이 나타날 수 있고 발작, 성격 변화, 기억력 감퇴도 일어납니다.

확정된 치료 방법이 없고 종양이 여러 군데 있어서 대개 조직생검수술을 주로 하며 종양직출술은 불가능합니다. 방사선치료나 항암치료도 간혹 시도되어 왔으나 치료 성적은 아직까지 현저한 향상을 보이지 않고 있습니다.

(1) 정의

뇌의 핵심 기능을 하는 신경세포를 보조하는 조직을 아교조직이라 부릅니다. 성상세포는 이 아교조직을 구성하는 세포 중의 하나인데 이 세포들에서 발생하는 종양이 성상세포종입니다. 이들 성상세포종은 뇌와 척수를 통틀어 신경계통 어느 부위에서나 볼 수 있습니다.

소아에서는 전체 원발성 뇌종양의 50% 가까이 차지합니다. 이들을 발생 부위별로 보면 시각로에 5%, 시상하부에 10%, 소뇌에 15~25%, 대뇌에 12%, 척추에 10~12% 그리고 뇌간에 12%가 발생합니다.

이렇게 발생 부위에 따라 시각로교종, 대뇌성상세포종, 소뇌성상세포종, 뇌간교종 등으로 부릅니다. 또한 성상세포종의 병리학적 특성에 따라 ❶ 털모양 성상세포종Pilocytic astrocytoma, ❷ 미만성 원섬유성 성상세포종Diffuse fibrillary astrocytoma, ❸ 역행성(악성) 성상세포종Anaplastic astrocytoma 등으로 구분합니다. 그 외에 결합조직형성 영아성 성상세포종Desmoplastic infantile astrocytoma, DIA, 뇌실막하 거대세포성 성상세포종Subependymal giant cell astrocytoma, 모점액성 성상세포종Pilomyxoid astrocytoma 등 많은 종류의 종양을 포함하고 있습니다. 그리고 성상세포종은 WHO에서 정한 등급에 따라서 저등급과 고등급 종양으로 구분하기도 합니다. 저등급 종양은 1등급(Grade

I)과 2등급(Grade II)을, 그리고 고등급 종양은 3등급(Grade III, 미분화성 성상세포종)과 4등급〔Grade IV, 다형성 교모세포종(Glioblastoma multiforme, GBM)〕을 포함합니다.

(2) 증상

성상세포종, 특히 다형성 교모세포종에 의한 뇌압 상승은 아주 흔한 대표적인 증상이며, 이 외에 환아의 연령 또는 발생 부위에 따라 여러 가지 다른 증상을 보입니다. 대뇌반구에서 발생하는 종양은 두통, 구토, 시력 장애, 경련, 사지부분마비 등을 일으킬 수 있으며, 소뇌반구에서 생기는 종양은 운동, 균형 장애 등을 초래합니다. 영아에서는 수두증이 생겨 머리가 커지게 됩니다.

(3) 진단

환자의 병력에서 또는 환자의 신경학적 진찰에서 뇌종양이 의심되면 CT나 MRI 그리고 조직검사로 확진 과정에 이르게 됩니다. 이런 순서는 다른 뇌종양의 진단에서와 별 차이가 없습니다.

(4) 치료

치료의 시작은 수술에 의한 종양 적출이며 가능한 한 종양 전부를 떼어내도록 노력합니다. 하지만 특정 부위에 위치한 종양은 적출이 불가능해 부분적출이나 조직검사만으로 한정하고, 대신 방사선치료로 남아 있는 종양을 없애주거나 자라지 못하게 해줍니다. 물론 어린아이, 특히 3세 미만의 환아에서는 항암요법으로 치료하면서 방사선치료를 대체하거나 훗날로 연기합니다.

(5) 예후

환아의 연령, 성상세포의 종류, 종양의 악성 등급, 그리고 그 발생 위치와 전이의 유무와 종양 적출의 정도에 의해 치료 방법이 달라지고 그 예후에도 차이가 납니다. 특히 종양의 악성등급에 따라서 생존율 및 완치율에 뚜렷한 차이가 있으며 저등급, 특히 I등급의 예후가 가장 좋으며, 고등급 IV의 예후가 가장 나쁩니다.

05) 소뇌성상세포종

소뇌에서 발생하는 성상세포종으로 소아뇌종양 중 10~17%를 차지하며 발병연령은 5~15세입니다. 이 중 고형성이 약 20%를 차지하고 나머지 대부분(80%)은 낭종성입니다. 특기할 것은 신경섬유종증 1형 환자들의 약 15~20%에서 저등급의 뇌종양이 발생하며, 그중 1/3 정도는 소뇌성상세포종이기도 합니다. 흔한 증상으로는 제4뇌실 폐쇄성 수두증으로 뇌압 상승에 의한 두통, 구토 등이 생기고 운동 장애(균형장애, 손떨림 등)가 나타나기도 합니다.

특히 소아의 털모양 성상세포종은 캡슐로 잘 싸여 있어 종양의 완전적출이 비교적 수월하고, 이렇게 수술에 의한 제거가 가능한 소뇌의 저등급 종양은 장기생존율이 90% 이상에 달합니다. 이런 이유로 소뇌에서 발생하는 성상세포종은 예후가 매우 좋은 대표적인 성상세포종으로 불리고 있습니다. 물론 완전한 제거가 이루어지지 않은 경우엔 항암요법, 방사선치료 등을 추후로 고려해야 합니다. 또 드물게는 악성 성상세포종도 소뇌에서 발생하며 이들의 치료는 수술 후에 방사선치료나 항암요법이 따라야 합니다.

06) 결합조직형성 유아성 성상세포종

영아에서 천막상부에 주로 발생하는 저등급 성상세포종의 일종으로, 종양이 상당히 크게 자라 머리가 커지고 대천문이 튀어나오게 됩니다. 눈은 아래로 쏠리고 뇌신경(제6, 제7)의 마비를 가져오기도 하며 또 경련을 일으키기도 합니다. 치료는 수술적 제거이며 완치가 되는 경우가 대부분입니다.

07) 뇌실막하세포성 거대세포 성상세포종

뇌실에서 자라는 저등급 성상세포종이며 수술로 완치가 가능합니다. 유전적인 질환인 결절성경화증 환자의 5~7%에서 이 종양이 발생합니다. 결절성경화증은 발작과 피부에 결절을 동반하는 희귀한 질환입니다.

08) 2등급 성상세포종(원섬유성 성상세포종, 팽대세포성 성상세포종, 원형질성 성상세포종)

비교적 서서히 자라기 때문에 저등급으로 분류되지만 주위 조직을 침범하거나 추후에 재발하기도 하는 성상세포종의 한 종류입니다. 일차적인 치료는 수술에 의한 제거로 완전적출이 목표입니다. 완전적출이 이루어지지 않았을 경우에는 수술 후 그냥 지켜보거나 혹은 종양이 자라는 경우 방사선치료를 사용하는 것이 보통입니다. 3세 미만의 아이에서는 항암약물치료로 방사선치료를 대신합니다. 저등급 종양에서 항암약물치료는 오래도록 논란의 대상이 되어 왔지만 근래에는 항암치료의 효과가 날로 입증되어 가고 있고 우리나라에서도 이에 준하는 임상시험으로 효과가 입증되고 있습니다.

09) 3등급 성상세포종(미분화성 성상세포종, 악성 성상세포종)

저등급(Grade I, II)의 성상세포종과 달리 국소 침윤이나 전이 그리고 치료 후 재발이 오기도 하는 종양으로 가능한 한 수술적인 완전 제거가 예후에 핵심적인 역할을 합니다. 하지만 종양의 위치와 그 크기에 따라 완전 제거가 이루어지지 않는 경우가 발생합니다. 이런 경우 반드시 방사선치료가 따르기 마련입니다. 근래에 항암치료의 역할도 점점 확대되어 가고 있고, 특히 어린아이에서는 방사선치료 대신 항암투여를 먼저 하는 경향이 있습니다. 흔히 쓰는 약제로는 싸이톡산, 빈크리스틴, 에토포사이드, 시스플라틴 등이 있고, 근래에는 테모졸로마이드(Temozolomide, 테모달®)라는 경구약이 많이 이용되어 왔습니다.

10) 4등급 성상세포종(다형성 교모세포종)

가장 높은 악성도를 가진 성상세포종이면서 소아뇌종양의 9%나 차지합니다. 종양은 대부분 천막상부에서 발생하고 종양이 빠르게 자라기 때문에 초기부터 뇌압 상승의 증상이 나타납니다. 두통, 경련, 기억력 상실, 행동·정신 상태의 변화 등 다양한 증상을 보일 수 있습니다.

치료는 수술로 시작되고 완전적출이 목표입니다. 하지만 눈에 보이는 종괴를 다 제거했다 하더라도 흔히 재발합니다. 주위 조직으로 암세포의 침윤이 조기에 시작되기 때문입니다. 그러므로 완전적출이나 부분적출 또는 조직검사만 한 경우 등, 모든 환자에서 후속 조치로 방사선치료와 항암화학요법이 꼭 따라야 합니다.

소아뇌종양 중 가장 나쁜 예후를 보이는 종양의 하나이기 때문에 고농도 병합제의 항암치료를 시도하지만 아직까지 사용되는 임시변통적 항암요법들은 이들 환자의 생존율을 높이는 데는 크게 기여하지 못했습니다. 그러므로 신약 개발과 더불어 혈관신생억제 Antiangiogenesis 약제, 면역요법, 유전자치료 등의 임상시험이 절실히 요구되고 있습니다. 한 예로 최근의 임상시험 결과 새로운 약제인 아바스틴(Avastin®: bevacizumab)이 다형성 교모세포종(GBM) 환자의 생존율을 높여 준다는 결과가 나와 있습니다. 이 아바스틴은 혈관신생억제제에 분류되는 약제로 부작용도 거의 없습니다. 아직 보편적인 사용 단계에 이르려면 멀었지만 미국의 몇몇 병원에서 백신치료의 임상시험이 진행 중인데 지금까지 50~60%의 다형성 교모세포종(GBM) 환자가 좋은 반응을 보여 생존율 향상에 희망을 주고 있습니다.

11) 희소돌기아교세포종

교종 중의 하나로 소아에서는 드물지만(소아뇌종양의 1% 정도) 청장년층에게 많이 발생하며 종양은 주로 대뇌반구 특히 뇌전엽에 위치합니다. 증상은 발생 부위에 따라 다르게 나타나나 일반적인 뇌압 상승 증상 이외에 경련을 동반하는 것이 특이합니다. 경련은 악성일 때보다 양성일 때에 더 자주 나타납니다. 이 종양은 석회화가 잘 되므로 진단 시에 석회화를 잘 보여 주는 CT가 MRI보다 더 유용하게 사용되고 있습니다.

이 종양은 현미경적 조직검사 이외에 유전자형을 조사하여 저등급교종과의 감별 진단에 사용합니다. 희소돌기아교종에선 저등급교종과는 달리 염색체 1번과 19번에 변이가 생기며, 항암제 반응이 좋고 예후도 좋습니다.

치료는 다른 성상세포종 때와 마찬가지로 단순 조직검사부터 수술적 제거까지 종양의 위치와 크기에 따라 수술적 방법이 달라집니다. 하지만 경련의 방지를 염두에 둔 완전 절제 수술이 가장 바람직한 치료 방법입니다. 수술 후의 방사선치료는 성인에서는 종양의 완전 제거가 실패했을 때나 또 종양이 재발했을 때 사용합니다. 소아에서는 방사선치료를 가능한 피하고 종양이 재발했거나 또는 종양 조직이 악성일 경우에 항암약물치료를 시도하는 것이 보통입니다. 흔히 사용되는 약제는 PCV〔프로카바진(procarbazine), CCNU, 빈크리스틴〕이며 근래에는 테모졸로마이드도 사용되어 왔습니다.

예후는 종양의 등급과 수술적 제거 여부에 따라 다르지만 소아에서의 5년 생존율은 70~80%에 달합니다.

🌱 두개인두종

두개인두종은 소아뇌종양의 5~13%를 차지하는 비교적 흔한 종양입니다. 조직학적으로는 구강 내에 있던 세포가 발달 과정에서 뇌 안으로 잘못 들어가서 생긴 양성 종양입니다. 이 종양으로 인해 나타나는 여러 가지 증상들은 악성종양에 비해 결코 적지 않습니다. 이 종양은 터키안 주변의 중요한 신경기관인 시신경로와 뇌하수체를 침범해 시력 장애와 시야의 축소, 그리고 내분비 장애 징후(저신장, 비만, 발달 장애)를 나타냅니다. 일련의 시력 장애는 소아 안과 전문의의 도움을 받아야 하고, 이들 내분비 장애들은 장기간 전문적인 치료가 필요하므로 소아내분비 전문가의 도움을 받는 것이 통례입니다. 또한 제3뇌실과 몬로공을 막아 뇌압 상승의 증상도 일으킵니다.

이 터키안 부위에는 두개인두종 이외에 배세포종과 시신경로교종도 발생하므로 이들과의 감별 진단이 필요합니다. 소아에서 두개인두종은 대부분 낭종 형태를 취하며 거의 석회화되어 있어 다른 종양들과 감별하는 데 도움을 줍니다.

치료 방법의 선택은 종양의 크기와 환자의 증상 정도에 따라 다를 수 있습니다. 물론 1차적인 치료는 수술에 의한 종양 적출이지만 완전 적출 시 시력 장애, 내분비 장애 등이 심화될 수 있으므로 부분적출 후 방사선치료를 추가하는 방법도 있습니다. 최근에는 내시경 수술로 종양을 부분적출하고 내분비기능과 시력기능을 유지하면서 치료하는 추세이며, 남아있는 종양이 작으면 감마나이프 방사선수술도 가능합니다.

🌱 청신경종

소뇌반구 내에서 청각신경(제8뇌신경)에 발생하는 양성종양으로 종양이 발생한 쪽의 귀로는 소리를 듣지 못합니다. 수술 또는 방사선수술로 완치가 가능합니다. 만일 양쪽 청각신경에 종양이 생기면 청력이 완전히 소실되고, 이 종양이 선천적으로 생긴 경우에는 언어장애가 뒤따릅니다. 이런 경우에는 환아가 유전 질환인 신경섬유종증 2형을 동반할 때입니다.

🌱 맥락막총 종양

맥락막총은 뇌실 안쪽에 위치해서 척수액을 만들어내는 조직이며 여기에서 발생하는 종양을 맥락막총 종양이라고 부릅니다. 이 종양은 소아, 특히 2세 미만의 영아에서 흔히 발생하며(소아종양의 2%를 차지함), 특히 측뇌실Lateral ventricle에서 많이 발생합니다. 대부분 양성이지만(맥락막총유두종: choroid plexus papilloma) 간혹 악성종양Choroid plexus carcinoma도 있습니다.

증상으론 종양이 뇌실 안쪽에서 자라 척수액의 흐름을 차단하므로 뇌수종증이 생기고, 뇌압 상승을 동반하기 때문에 이에 준하는 증상이 따라옵니다.

치료는 수술로 종양을 제거하는 것인데 맥락막총유두종에서는 수술만으로 완치를 가져오지만 맥락막총암에서는 수술 후 추가로 항암치료가 요구됩니다. 방사선치료는 아이의 연령이 어리므로 훗날로 미루고 있습니다.

🌱 비정형기형/횡문근양종양ATRT

소아에게 국한되어 발생하는 특이한 종양으로 예전에는 수모세포종이나 PNET라고 생각되었던 종양으로 그 악성도가 아주 높고 중추신경계 전체로 전이가 빠르게 진행되는 경향이 있습니다.

대부분 2세 미만의 아이에게서 주로 천막하부에 발생합니다. 특이한 세포유전자 그리고 분자 생물학적인 특징을 갖고 있는데, 90% 이상의 환아에게서 염색체 22번에 일염색체성Monosomy이나 결손을 볼 수 있습니다. 종양이 주로 2세 이하에서 발생하지만, 방사선치료와 함께 수술 후에는 항암요법을 사용하는 것이 추천됩니다. 하지만 가장 적절한 치료 방법이 무엇인지 아직 규명되지 않은 상태입니다. 근래에는 고용량항암화학요법과 자가조혈모세포이식으로 장기생존을 향상시킨 보고를 발표하고 있지만 이들의 성과는 더 오랜 추적관찰이 필요합니다.

🌱 척추종양

중추신경계의 종양을 그 발생 부위에 따라 뇌종양과 척추종양의 둘로 나누지만 척추종양은 뇌종양에 비해 아주 드물게 나타나므로 보통 이 두 가지를 다 포함해 편의상 뇌종양이라고 부르고 있습니다. 척추종양은 대부분의 환자에서 그 증상이 서서히 오기 때문에 정확한 진단이 지연되는 경향이 있습니다.

척추종양을 그 발생 부위에 따라 세 가지로 구분합니다. 척추 내에 자리 잡고 있는 척수는 경질막으로 불리는 보호막으로 둘러싸여 있는데 종양이 이 경질막 밖에 생기면 척수외 경막외Extramedullary epidural 종양이라 부르고, 이 경질막 안쪽에 생기면 척수외 경막내 Extramedullary intradural 종양, 그리고 종양이 척수 자체에서 생기면 척수내Intramedullary 종양이라고 부릅니다. 먼저 경막외 종양은 신체 다른 부위에서 생긴 종양이 척추로 전이되어 온 경우가 대부분인데, 여기에는 신경모세포종, 육종, 유잉씨종양 등이 포함됩니다. 두 번째로 경막내 종양으로는 수막종, 신경집종Schwannoma 그리고 신경섬유종Neurofibroma 등이 있습니다. 마지막으로 척수내 종양에는 뇌실막세포종과 성상세포종의 두 종류가 소아에서 가장 흔합니다. 이 척수내 종양은 소아뇌종양 전체의 4~6% 정도에 해당합니다. 이들의 진단엔 척추 MRI를 활용하고 있습니다.

01) 척수 성상세포종

소아에서 가장 흔하게 오는 척추종양으로 주로 흉추 부위에 발생합니다. 저등급과 고등급이 있으며 낭종을 동반하는 경우가 흔합니다. 증상은 보행 장애, 통증, 배뇨 장애 또 발생 위치에 따른 감각 장애와 사지약화가 올 수 있고, 종양으로 척추측만증 등 척추 기형이 생기기도 합니다.

치료는 수술에 의힌 완전적출이 기본이지만 척수 상의세포종과 달리 완전적출이 용이하지 않은 경우가 있습니다. 저등급 성상세포종은 완전적출이 되면 대부분 장기생존이 가능하지만 부분적출 시에는 아이의 연령과 그 증상에 따라 방사선치료나 항암치료가 수술 후에 시도되기도 합니다. 그리고 고등급 종양일 경우에는 수술에 의한 완전적출의 유무를 떠나 방사선치료가 권장됩니다. 영아에선 방사선치료를 훗날로 미루기 위한 방편으로 항암치료가 시도되고 있습니다. 예후는 낭종을 포함하는 털모양 성상세포종이 가장 좋고 고등급 종양이 가장 나쁩니다.

02) 척수 뇌실막세포종

성상세포종보다 드물며 3세 이하의 영아에서는 찾아보기 힘듭니다. 주로 경추에 발생하는데 그 증상으로 통증, 보행 장애, 감각이상, 운동 장애, 약화, 배뇨 장애 등이 있습니다. 특이한 증상으론 사경(Torticollis, 기운목)과 수두증이 있습니다. 특히 저등급 뇌실막세포종은 수술에 의한 완전적출로 완치를 이루며 악성종양에서는 수술 후 방사선치료를 추가하는 것이 보통입니다. 예후는 악성도가 낮을수록 좋으며 일반적으로 성상세포종보다는 예후가 더 좋습니다.

수술을 하다

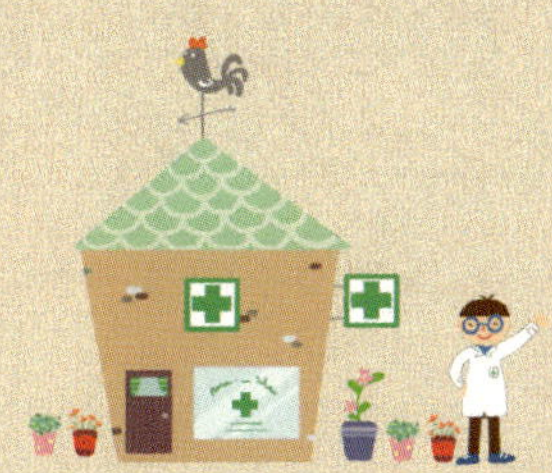

수술 전날

뇌종양 제거 수술을 하다 – 신경외과에서

수술 다음 날

소아청소년과로 가다

나는 왜 암에 걸렸을까?

전이 여부에 대한 검사

제목　수술 전날

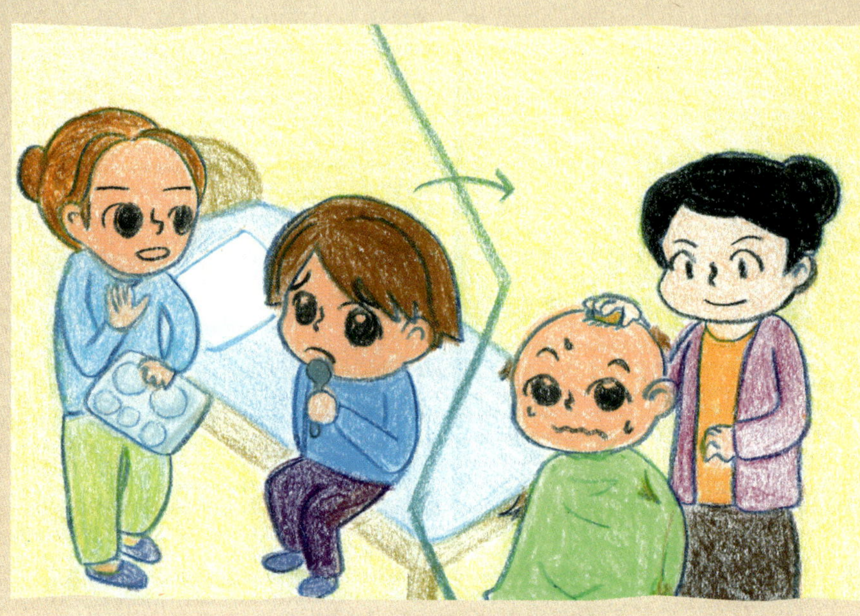

내일은 수술하는 날이다. 저녁만 가볍게 먹고 그 후에는 먹으면 안 된단다. 저녁에는 예쁜 간호사님이 오셔서 내 머리를 소독제로 감겨 주셨다. 요즘에는 머리카락을 모두 자르지 않고 수술실에서 수술 부위만 아주 조금 깎는다고 한다. 수술하기 전에 머리카락을 모두 깎아야 하는 줄 알고 많이 걱정했는데 아휴 참 다행이다.

🧠 수술 전 금식

일반적으로 수술하는 동안에는 전신마취를 합니다. 수술하는 동안의 통증을 없애고, 수술할 때 근육을 이완시키기 위해서입니다. 그러니 수술하는 동안은 환자가 의식이 없고 근육도 풀어져 있기 때문에 스스로 호흡도 할 수 없고, 눈이 뜨여 있어도 감을 수 없으며, 방광에 소변이 꽉 차도 소변을 볼 수 없습니다. 그래서 전신마취로 수술을 할 경우에는 눈을 보호하기 위하여 눈이 감기게 반창고를 붙이고, 호흡을 기계가 대신하도록 하기 위해 기도 삽관을 하고 기계로 호흡을 시킵니다. 또한 방광에 소변이 너무 많이 차서 방광이 손상될까봐 소변줄을 끼게 되는 것입니다. 이때는 사람이 생존하기 위하여 나타나는 기본적인 반사 기능도 못하게 됩니다. 예를 들면 음식물이나 침이 기도로 들어갈 것 같으면 넘어가지 않도록 세찬 기침을 하게 됩니다. 즉 사례가 들립니다. 사례는 음식물이 기도로 넘어가 폐에 들어가는 것을 방지하는 기본 반사로 정상 반응입니다. 그러나 전신 마취 상태에서는 음식물이나 침이 기도를 통하여

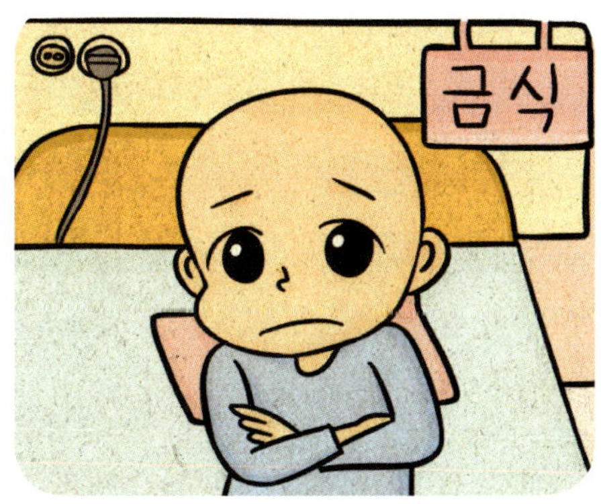

폐로 들어가도 사레 반응이 나타나지 않아 흡인성 폐렴은 물론 기도를 막게 되어 심각한 위험에 빠질 수 있습니다.

보통 환자를 눕혀서 수술이나 시술을 할 때에 환자의 의식이 떨어져 있는 경우에는 위 속에 있던 음식물이 도로 입으로 나와서 기도로 들어갈 수 있습니다. 이와 같이 음식물이 기도로 넘어가는 것을 방지하기 위하여 위 속에 음식물이 없도록 합니다. 즉, 수술이나 시술 전에 충분한 시간을 굶게 하여 위 속에 음식물이 없도록 합니다.

그래서 수술 전날 밤부터는 음식물은 물론이고 물조차도 먹지 못하게 금식을 합니다.

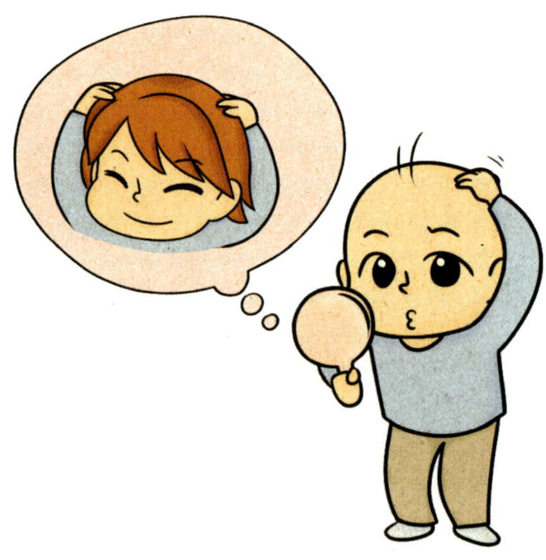

제목　노종양 제거 수술을 하다 – 신경외과에서

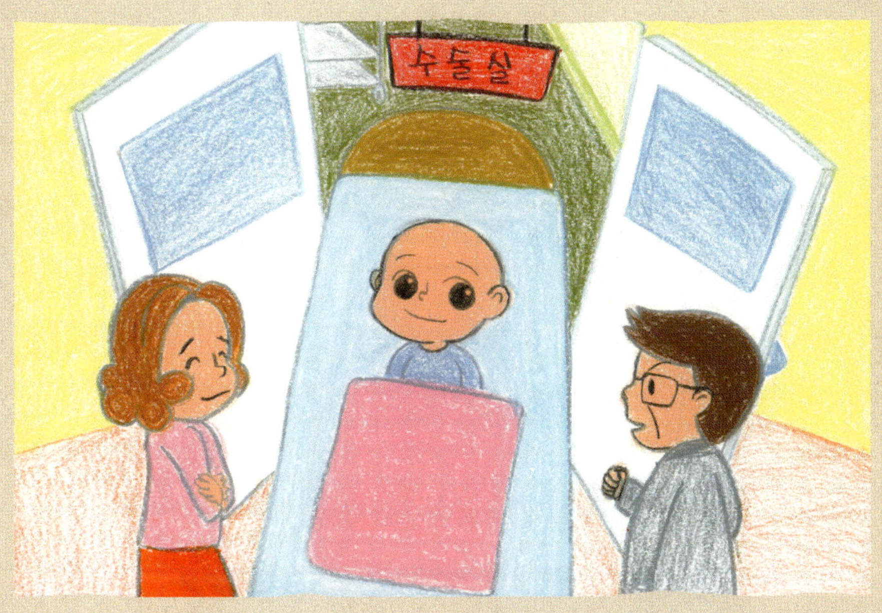

아침에 일어나자마자 수술실로 옮겨졌다. 침대에 누워서 가는 게 재미있다. 침대 옆을 따라오면서 엄마는 또 울었다. 수술실 입구를 지나자 아버지와 엄마는 더 이상 들어오지 못했다. 수술실에 들어가니 예쁜 여자 선생님이 나를 안아서 옆 침대로 옮겼다. 담요를 덮어 주고 걱정하지 말라며 꼭 안아 주셨다.

뇌종양의 치료는 크게 수술, 방사선치료, 항암화학요법의 세 가지로 나누어집니다. 우선 수술적 치료에 대해서 설명하겠습니다.

아이가 뇌종양을 진단받게 되면 우선 신경외과의사와 만나게 됩니다. 신경외과의사들은 뇌와 척수의 병을 수술적으로 치료하는 의사이며, 그중에서도 특히 소아와 청소년들의 뇌질환과 척수 질환만을 대상으로 하는 세부전공분야의 전문의를 '소아(청소년)신경외과' 세부전문의라고 합니다. 현재 국내에서 대부분의 소아청소년병원과 대학병원에는 이를 전공하는 소아(청소년)신경외과 세부전문의사가 아이들의 뇌종양 치료의 책임을 맡고 있습니다.

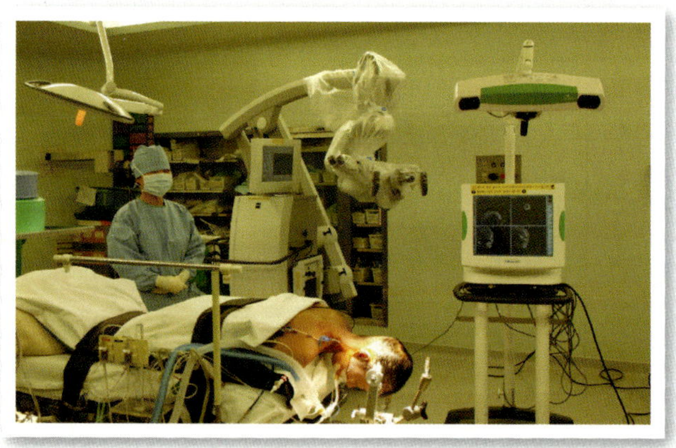

수모세포종 수술 준비

수모세포종은 주로 머리 뒤쪽에 있어 엎드린 자세로 수술을 받습니다.

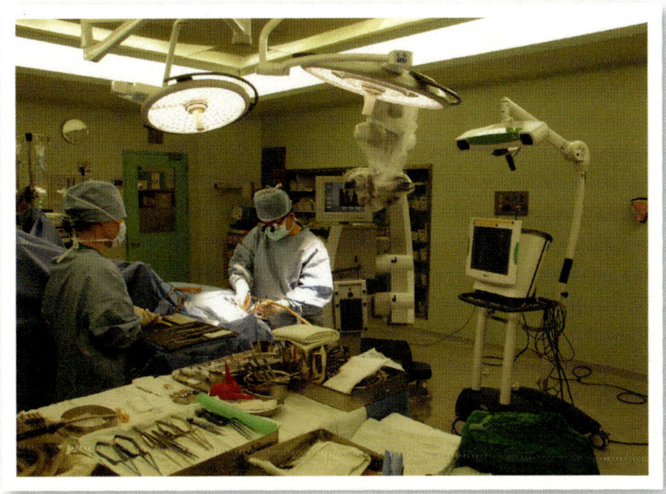

수모세포종 수술 중

🌱 수술의 필요성

아이가 뇌종양으로 진단되면 부모에게 많은 걱정거리가 생깁니다. 그중에서도 특히 수술에 대해 많은 부담을 가지게 됩니다. 머리카락을 자르고 머리뼈(두개골)를 떼어내고 뇌를 수술한다고 하면 어느 부모인들 겁을 내지 않을 수 있겠습니까? 이때 부모들의 머리에는 당연히 '수술하지 않고 뇌종양을 치료하는 방법은 없을까' 하는 생각이 떠나지 않습니다. 하지만 한마디로 말하자면 불행히도 뇌종양을 수술 없이 치료하는 것은 불가능합니다. 그 이유는 다음과 같습니다.

첫째, 뇌종양은 앞에서 살펴보았듯이 종류가 매우 다양하고 많아서 추측만으로 이를 치료하기가 어렵고, 반드시 종양 조직을 현미경과 특수면역염색 등의 방법으로 검사하여 정확한 병리조직학적 진단이 있어야만 정확한 치료를 할 수 있습니다. 둘째, 대부분의 종양의 치료는 종양을 여러 가지 방법으로 많이 제거하는 것이 우선이며, 많이 제거하면 제거할수록 완치의 가능성이 높아집니다. 만약, 종양 덩어리를 상당히 놓아두고 항암제와 방사선치료를 하게 되면 남아 있는 종양 중 일부가 다시 재발할 가능성이 크므로, 가능하면 종양을 항암제 혹은 방사선치료 전에 완전히 제거하는 것이 현재까지 알려진 가장 좋은 치료 방법입니다. 물론 종양을 제거하더라도 후유증은 최소한으로 하는 것이 원칙이며, 만약 심각한 후유증을 초래할 가능성이 있는 경우에는 할 수 없이 종양을 일부 남겨두는 경우도 있습니다. 물론 특수한 경우에는 당장 수술을 피하거나 뒤로 연기하기도 합니다. 항암제에 잘 반응하는 배세포종에서 종양 표지인자의 수치가 암을 확진시켜줄 경우나, 암의 발생 부위가 운동이나 언어를 관장하는 대뇌의 중요 부위에 있을

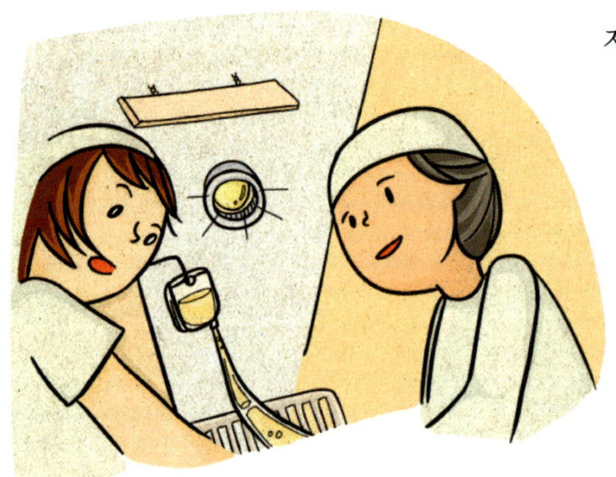

경우에는 종양으로의 접근이 어려워 종양의 부분적출 또는 조직검사만으로 수술을 끝내는 사례가 종종 나타납니다. 또한 종양이 뇌속 깊숙한 곳에 있거나 뇌간을 광범위하게 침투했을 경우에도 수술은 할 수 없게 됩니다.

🌱 수술의 종류

01) 조직 생검술

뇌종양 조직의 일부분만 채취하는 수술을 조직 생검술이라고 합니다. 뇌종양이 간뇌 혹은 뇌간처럼 뇌의 깊숙한 부위에 위치한 경우에는 종양을 모두 제거하기가 어렵고 만약 무리하여 제거할 경우 심각한 후유증을 초래할 수도 있습니다. 따라서 이렇게 수술적 접근이 어려운 부위는 부득이 종양의 일부분만 조금 떼어내서 조직병리학적 확진을 하는 방법이 안전합니다. 조직 생검술에는 3가지 방법이 있습니다.

(1) 뇌정위적 생검술

아이 머리에 금속으로 된 틀을 씌우고 나서 MRI 혹은 CT 촬영을 한 후에 컴퓨터프로그램을 이용하여 종양의 위치를 정하고 이 부위의 공간좌표(X, Y, Z) 값을 각각 구합니다. 수술실에서는 이 공간좌표를 이용하여 정위수술용 미세조직생검 기구를 머리틀에 고정시킨 후, 머리뼈에 작은 구멍을 뚫고 조심스럽게 종양의 조직을 채취하는 방법입니다. 드물게 부작용으로 생검 부위에서 뇌출혈이 발생할 수 있습니다.

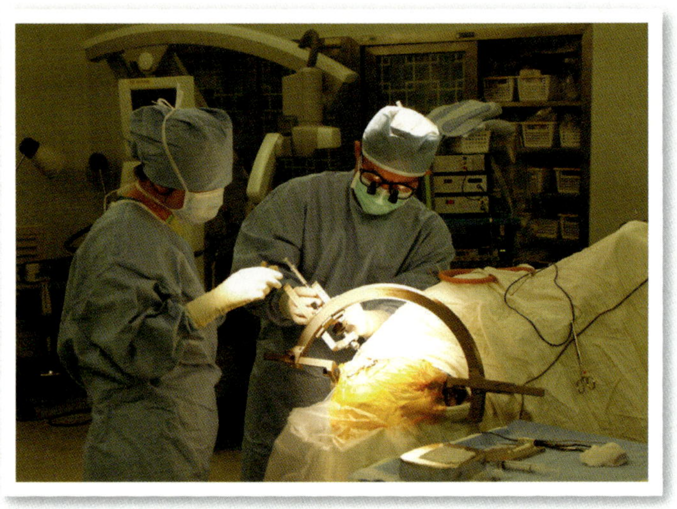

뇌정위적 생검술

공간좌표를 알 수 있는 기구를 머리에 고정시킨 후 종양 위치에 맞추어 구멍을 뚫은 후 조직검사를 합니다.

(2) 개두술에 의한 생검술

머리뼈를 떼어내고 뇌를 절개한 후에 종양의 일부분만 제거하거나 생검을 하는 방법입니다. 이러한 수술이 필요한 경우는 종양이 방사선 혹은 항암제에 예민하게 치료되는 종양이어서 종양을 많이 제거할 필요성이 적거나 혹은 종양이 시신경, 뇌하수체 줄기, 혹은 시상하부 등에 위치하여 뇌정위적 생검술을 하기 어려운 경우에 해당됩니다. 장점으로는 혈관이나 중요한 뇌구조물의 손상을 주지 않고 종양 조직을 채취할 수 있고 출혈을 미리 예방할 수 있습니다.

(3) 내시경적 생검술

종양이 뇌실이나 뇌실 주변에 위치한 경우에는 정위적 생검술이나 개두술보다 내시경을 뇌실에 넣어서 직접 뇌종양을 눈으로 확인하고 종양소직을 채취하는 빙법입니다. 송과체 부위의 종양이나 시상하부 혹은 뇌하수체줄기 주변 종양인 경우에 좋은 생검 방법입니다. 내시경으로 종양을 보면서 직접 조직을 채취하므로 출혈의 위험성이 적으며 정확한 종양조직의 채취가 가능하다는 장점이 있습니다.

🌱 개두술

개두술이라고 하면 머리뼈를 떼어내고 수술하는 방법을 말하며, 가장 일반적인 뇌종양의 수술 방법입니다. 사실 뇌는 모든 부위가 뼈로 둘러싸여서 보호받기 때문에 뇌로 접근하려면 항상 머리뼈를 절개하여 떼어놓고, 종양을 모두 제거한 후에는 다시 머리뼈를 원위치에 고정시켜 줍니다. 과거에는 뇌수술을 한다고 하면 후유증이 많아서 걱정을 많이 하였으나, 현재는 최신식 수술현미경, 정확한 수술 전 MRI 영상, 수술용 내비게이션의 도입 등, 수술보조기구들이 발전하여 대부분의 뇌종양 수술에서 심각한 후유 장애의 발생빈도가 약 1~5%로 감소하였습니다. 따라서 대부분의 아이들이 수술 전과 같거나 또는 수술 후에 호전된 상태로 회복될 수 있습니다. 또한 남아있는 종양이나 혹은 재발한 종양에 대해서도 1차 수술과 마찬가지로 2차 수술을 할 수 있습니다. 그리고 어떤 면에서는 오히려 항암제나 방사선치료보다도 더 안전하고 후유증도 적게 발생한다고 생각할 수 있습니다.

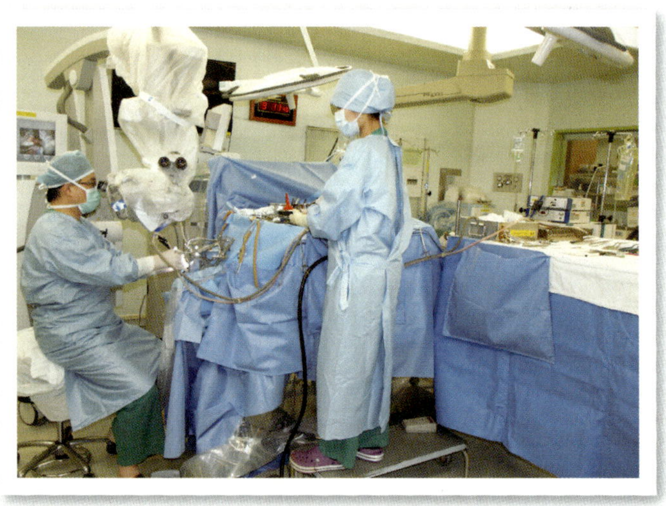

현미경을 이용한 미세뇌종양 수술

🌱 수술의 절제 범위

뇌종양은 발생 부위에 따라서 절제의 범위가 달라집니다. 대뇌 반구나 소뇌 반구에서 생긴 종양은 완전제거가 가능하지만 간뇌, 뇌간 부위에 종양이 발생한 경우에는 불완전제거, 부분제거 혹은 생검술 수준으로 제거하는 경우가 대부분입니다. 따라서 뇌종양의 절제범위를 다음과 같이 분류합니다.

01) 전절제

수술 시에 종양을 완전히 제거하였고, 수술 후 촬영한 영상에서도 남아 있는 종양이 없는 경우를 '전절제'라고 합니다.

02) 불완전절제

수술 시에 종양을 대부분 제거하였지만 일부 종양을 남겼거나, 수술 시에는 종양을 완전제거한 것으로 보였으나 수술 후 촬영한 영상에서 종양이 일부(25% 이하) 남아 있는 경우를 '불완전절제'라고 합니다.

03) 부분절제

수술 시에 종양의 일부분만 제거하고 종양이 절반(50%) 이상 남아 있는 경우에 이를 '부분절제'라고 합니다.

04) 생검술

수술 시에 종양의 조직을 아주 적게 떼어내고, 종양이 95% 이상
남아 있는 경우를 생검술이라고 합니다.

🌱 최신 뇌수술 방법의 소개

01) 뇌수술용 내비게이션의 개발

최근에는 뇌를 수술하는 데 내비게이션 장치를 사용하는 수술이 개
발되었습니다. 뇌수술용 내비게이션 장치는 우리가 운전할 때 차
의 위치를 지도상에 표시해 주듯이 CT 혹은 MRI에서 보이는 뇌종
양을 실제 환자의 머리 및 뇌에서 위치를 정확히 표시해 주는 수술
용 보조장치입니다. 뇌수술용 내비게이션 장치를 이용하면 뇌수술
중에도 종양의 위치를 실시간으로 정확히 찾아낼 수 있어서 종양의
절제 범위를 늘릴 수 있고, 또한 뇌의 중요한 부위를 피하여 후유증
을 예방할 수 있는 장점이 있습니다. 따라서 뇌종양의 수술에 많은
도움을 주는 매우 중요한 최신의 수술보조장치입니다.

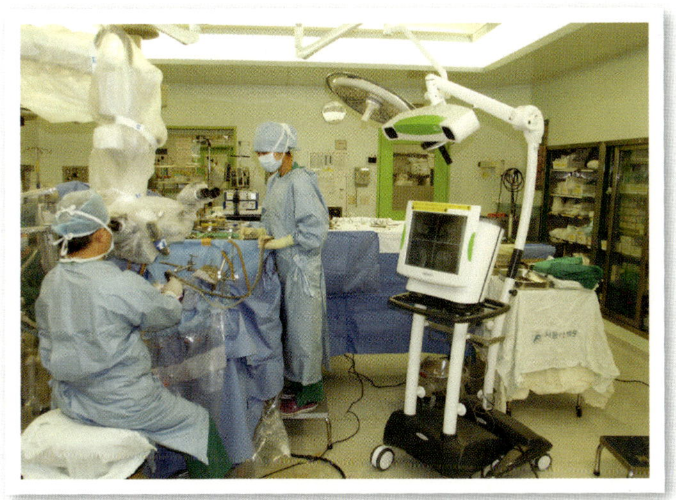

수술용 내비게이터를 이용한 뇌종양 수술

02) 내시경적 종양 수술의 개발

볼펜보다 가는 두께의 뇌내시경을 이용하여 뇌를 최소한으로 절개하고 뇌종양이 있는 부위에 삽입하여 종양을 제거하는 방법으로 현재는 뇌실 주변과 뇌하수체 주변, 뇌기저부의 일부 부위에서 유용하게 사용됩니다. 주로 송과체 부위 종양, 시상하부 종양(과오종), 뇌하수체 종양, 두개인두종 등에서 종양제거 및 생검용으로 사용됩니다. 작은 상처와 최소한의 뇌절개로 후유증을 최소화하면서 수술하는 장점이 있습니다. 하지만 종양이 크거나 전절제술이 필요한 경우에는 내시경 수술로 종양을 충분히 제거하는 것에 아직 제한이 있습니다.

03) 기능성 MRI 및 최신 뇌영상 방법의 발전

최근에는 뇌의 기능을 파악할 수 있는 MRI 영상 촬영 방법이 개발
되어 언어기능, 운동기능을 하는 신경중추와 이를 연결해 주는 신
경통로의 위치를 뇌 영상으로 미리 확인해 볼 수 있으며 수술 중에
도 이 영상을 실제 환자의 뇌에 투사하여 이용할 수 있습니다. 이런
뇌 영상을 이용하면 뇌종양을 제거하면서도 뇌의 중요하고 민감한
부위를 피하면서 종양만을 안전하게 제거하는 것이 가능하여, 중추
신경의 손상을 최소화하면서 종양을 제거하는 데 도움이 됩니다.

04) 뇌수술 중 신경련능 모니터링 기술의 발전

요즘에는 수술 중에도 뇌의 여러 가지 기능을 모니터링할 수 있는
장비들이 도입되었습니다. 운동기능, 감각기능, 시력, 청력 등의 신
경기능을 수술 중에 실시간으로 계속 모니터링하여, 혹시라도 수술
중에 이러한 중요한 신경기능에 이상이 오는 경우 바로 수술자에게
이를 알려주는 감시장치가 도입되어 현재 많은 병원에서 사용 중입
니다. 최근 이러한 모니터링 감시장치의 도입으로 환자들의 영구적
인 후유증을 막고 안전한 수술을 할 수 있는 획기적인 발전이 이루
어지고 있습니다.

제목　수술 다음 날

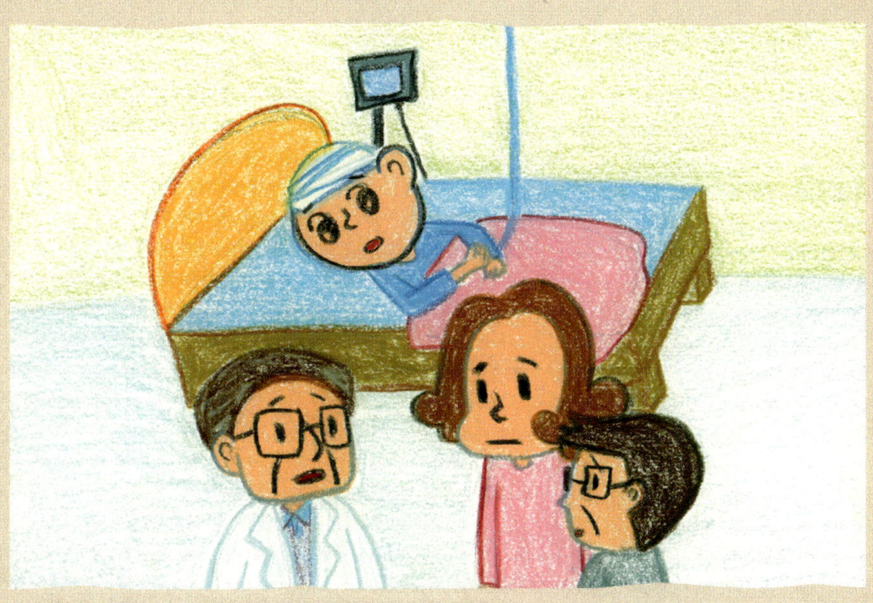

깨어 보니 엄마가 걱정스러운 눈빛으로 나를 보고 계셨다. 머리에는 붕대가 칭칭 감겨 있고, 좀 아팠다. 수술한 직후에는 중환자실에 있어야 한단다. 다음 날은 수술 상태를 보기 위해 MRI를 다시 찍었다. 수술은 잘 되었다고 한다.

현대의 발달된 의술은 뇌수술 분야에서도 현저하게 진전을 보여 왔고, 다행히 뇌수술에 의한 부작용의 발생 빈도도 예전에 비해 많이 감소한 상태입니다. 뇌수술의 부작용은 많은 경우에 일시적이거나 경미하게 남아 있는 게 통상적입니다. 수술에 의한 심한 출혈, 호흡 장애, 사망 등은 아주 드물게 나타나므로 대부분의 환아는 안심하고 뇌수술을 받을 수 있습니다. 가장 흔한 부작용은 뇌부종과 출혈입니다. 뇌부종은 뇌수술 후 거의 대부분의 환아에서 나타나는데 스테로이드로 대부분 치료됩니다. 출혈은 수술 직후 또는 수술 며칠 후에 발생하기도 합니다. 출혈의 양에 따라 자연 흡수가 되는 경우도 있고 재수술로 출혈을 제거해야 하는 경우도 있습니다. 출혈에 의한 신경 결손이 간혹 생기기도 합니다. 다음으로 중요한 부작용의 하나는 경련(발작)인데 이는 수술 도중 대뇌피질에 손상을 받는 경우에 많이 생기지만 전해질의 불균형 등 다른 이유로 오는 경우도 있습니다. 따라서 수술 전후로 예방적 항경련제를 투여합니다. 항경련제는 수술 후 6개월 정도 사용 후 경련증상이 없으면 용량을 줄여서 중지합니다. 그 외에 수술 부작용으로는 드물게 뇌척수액누출, 뇌막염 등이 있습니다.

소뇌 수술 중 생길 수 있는 특이한 부작용으로 소뇌실어증이 있

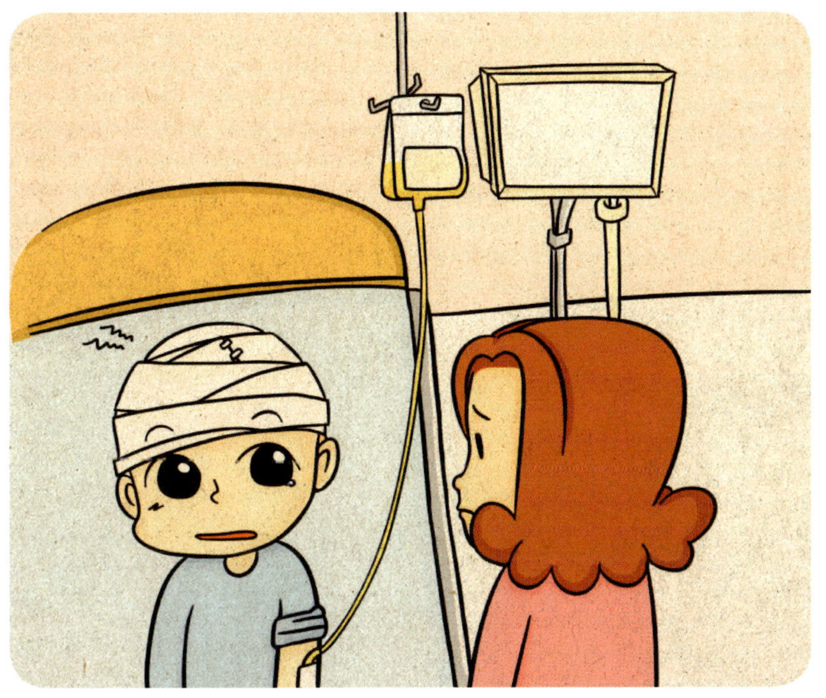

습니다. 이는 소뇌의 종양 적출 시술 후 약 20%의 환아에서 발생합니다. 환아의 의식은 정상이나 말로 표현을 못하는데, 짧게는 2주 길게는 3개월 정도가 지나서야 서서히 언어가 회복됩니다. 하지만 소수의 환자에선 장기적인 언어 장애가 올 수도 있습니다. 이 소뇌실어증의 정확한 원인은 아직 밝혀지지 않은 상태입니다.

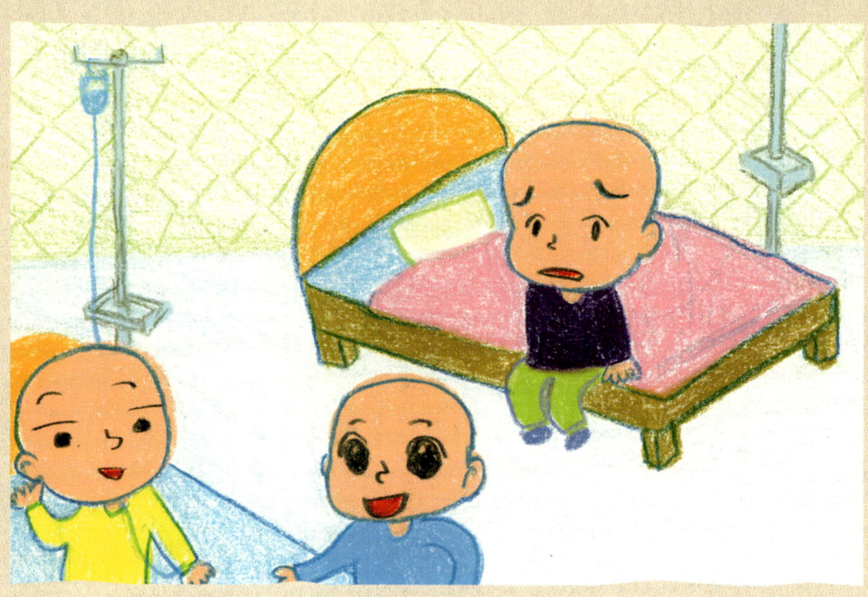

내 머리 속의 혹은 악성 뇌종양이고, 이름은 수모세포종이
라고 한다. 병실로 와서 2주 정도 지나니 실밥을 거의 다 풀
었다고 소아청소년과로 옮기게 되었다. 소아청소년과에는
또래 친구들이 많아서 좋다.

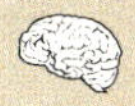 암이란 무엇인가? : 세포의 설계도 DNA

우리 몸은 세포라고 하는 가장 기본적인 요소로 이루어져 있습니다. 아이가 엄마 배 속에서 자랄 때 태아의 줄기세포들은 활발하게 몸의 여러 기관들을 만들어내고, 그 기관들은 기관에 맞는 모양과 기능의 세포로 구성됩니다. 태어난 후에도 우리 몸 각 부분의 세포들은 각자 필요한 기능을 합니다. 시간이 지나 세포가 늙어 기능이 쇠약해지면 그 세포는 죽어서 그대로 있거나(예를 들면, 신경세포) 또는 그 세포를 만들었던 줄기세포가 분열하여 새로운 세포를 복제하여 기존의 늙은 세포를 새롭고 건강한 세포로 대체시키기(예를 들면, 피부나 간 등)도 합니다. 이렇게 세포가 복제될 때에는 그 세포의 모양과 기능을 똑같이 만들어내야 합니다. 그런 모든 정보를 세포 내에 가지고 있으며, 그것이 바로 유전자입니다. 유전자는 세포의 모든 것을 조절하기에 세포의 설계도와 같으며, 이 설계도는 DNA라고 하는 기본 글자로 쓰여 있습니다. 하나의 세포가 두 개의 딸세포로 분열할 때 매우 다양하고 정교한 과정을 거쳐서 자신의 유전자를 두 개로 복제하여 각 딸세포에게 나누어 주며, 딸세포는 원래 세포와 똑같습니다. 이런 복제 과정도 필요한 세포 수만큼만 합니다. 늙어서 대체해야 하는 세포 수만큼만 복제를 해야지 그 이상 하면 필요 없는 세포가 생기는 것이니까요. 이와 같이 정상 줄기세포는 2가지 중요한 특성이 있습니다. 자기와 똑같이 복제하고 필요한 양만큼만 복제한 후에 멈추어야 합니다.

세포 하나의 유전자는 약 10억 쌍의 염기신호를 가진 DNA로 구성되어 있고, 이를 일일이 그대로 복제하는 과정은, 예를 들면, 우리가 10억 개의 글자로 된 책을 일일이 손으로 베껴서 똑같은 책을 만드는 것과 같습니다. 혹시 베끼는 과정에 한 글자라도 잘못 쓰면(A자를 G자로) 바로 그 한 글자의 실수로 인하여 세포의 설계도가 바뀌게 되고(다른 DNA가 만들어지고), 그러면 기존의 세포와는 전혀 다른 세포로 변형될 수 있습니다. 이런 현상을 '돌연변이'라고 합니다. 이렇게 돌연변이로 변형된 세포가 딱 필요한 정도만 복제를 하고 멈추어야 하는데, 그렇지 않고 계속 복제를 하면 우리 몸에는 필요하지 않은 조직(혹)이 생기게 됩니다.

예를 들어, 건강한 새로운 세포로 대체되는 대표적인 조직이 피부입니다. 날카로운 것에 베이거나 찔려서 피부가 손상되면 그 자리에 새로운 피부가 자라서 상처가 치유됩니다. 이때 새로운 피부세포가 똑같이 복제되어 손상된 피부를 완전히 대신하면 손상되기 전과 같이 감쪽같이 회복됩니다. 정상 피부세포는 손상된 피부를 원상 복귀시키면 더 이상 복제하지 않고 그 자리에 멈춥니다. 하지만 만약 손상된 피부가 충분히 회복되었는데도 불구하고 계속 복제를 한다면 남는 피부세포가 덩어리를 만들 겁니다. 이 만들어진 덩어리가 혹(종양)입니다. 이 혹이 크기만 커진다면 양성혹(양성종양)이

겠지만, 우리 몸에 바람직하지 않은, 아니 해로운 기능을 가지고 있
다면 악성혹(악성종양, 암)이 됩니다.

　물론 돌연변이가 반드시 나쁜 것은 아닙니다. 돌연변이가 일어난
DNA 부위가 세포의 모양이나 기능에 전혀 영향을 끼치지 않는 곳
이면 전혀 문제되지 않습니다. 그러나 만약 그 부위가 세포의 모양
이나 기능을 조절하는 중요한 곳이라면 조금만 틀려도 엄청난 결과
를 가져올 수 있습니다.

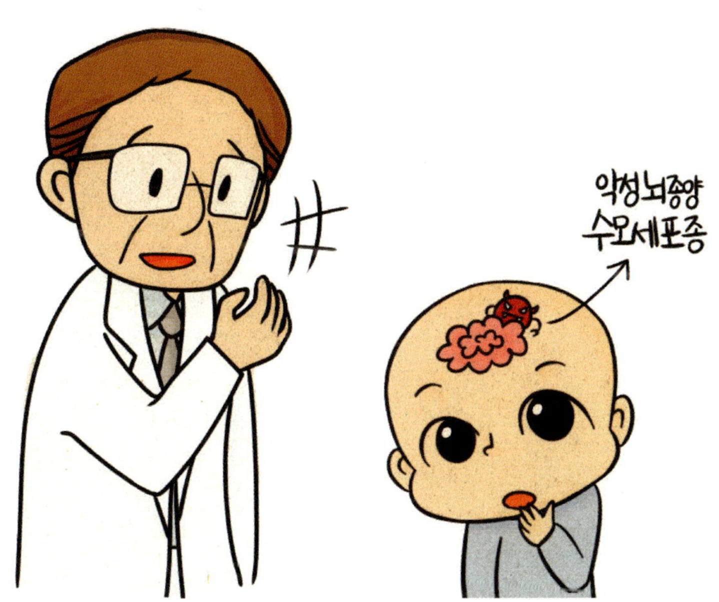

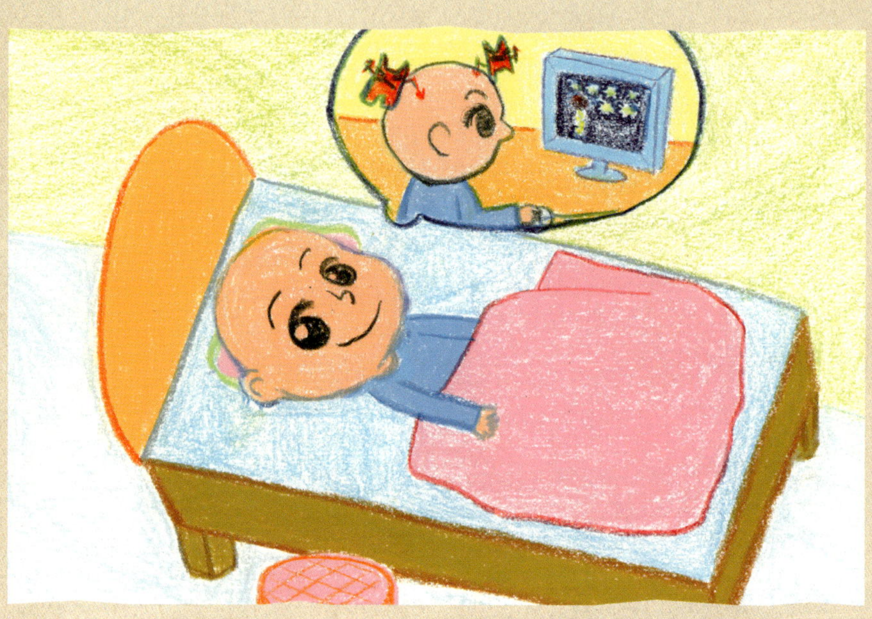

나는 왜 암에 걸렸을까? 암은 아주 나쁜 병인데, 혹시 내가 나쁜 짓을 해서 걸린 것은 아닐까? 컴퓨터 게임을 많이 하고 엄마 말씀을 안 들어서 그런 것은 아닐까? 엄마에게 거짓말도 하고, 동생과 놀아 주지도 않아서 그런 것은 아닌지 모르겠다.

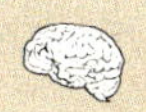 암의 원인과 예방

소아암의 직접적인 원인은 아직 모릅니다. 암의 직접적인 원인을 안다면 예방도 가능할 것입니다. 디프테리아, 백일해, 파상풍, 소아마비처럼 원인을 명확히 알면 그에 대한 예방접종을 하여 미리 몸 안에 그 병을 이기는 항체를 만들어 병에 걸리지 않게 할 수 있습니다.

그러나 아직까지는 암을 일으키는 직접적인 원인을 알지 못합니다. 다만, 암 발생에 영향을 주는 인자를 크게 유전학적인 요인과 환경적인 요인으로 나누어 추정하고 있습니다. 즉, 암 발생이 가능한 유전학적인 소인이 있는 상태에 암을 유발하는 환경의 영향이 더해져서 암이 발생하는 것으로 생각하고 있습니다.

현대의학이 발전하면서 우리 몸에 암을 유발하는 유전자(원형암유전자)와 암을 억제하는 유전자(종양억제유전자)가 동시에 존재하며, 어떤 원인에 의해 원형암유전자가 활성화되거나 종양억제유전자가 기능을 잃으면 암이 발생하는 것으로 생각합니다. 이러한 유전자들이 암을 유발하는 과정에 들어서게 하는 요인으로 크게 유전적 인자와 환경적 인자가 관여하리라고 생각합니다.

첫째, 유전적 원인으로는 태어날 때부터 유전자가 변형된 선천성 질환이 있습니다. 대표적으로 유전성 증후군인 신경섬유종증, 결절성경화증, 혈관모세포종증 등입니다. 이런 질환을 가지고 태어난 아이들은 종양이 생길 확률이 일반 사람보다 높기 때문에 정기적인 병원 진찰을 받아 암으로의 진행을 예방하는 것이 좋습니다. 최근에는 개개인의 유전자 전체 지도(게놈)를 조사하여 암을 발생시킨 유전자를 밝혀내기 위한 최첨단의 연구가 전 세계적으로 진행되고 있으므로, 암의 발생 원인과 가능성을 개개인에서 찾아내서 근본적으로 암을 치료하거나 혹은 예방할 수 있는 방법이 밝혀질지도 모르겠습니다.

둘째, 환경적 인자를 크게 나누면, 방사선과 자외선과 같은 물리학적인 인자, 흡연, 벤젠, 살충제와 같은 화학적 인자, 그리고 엡스타인바 바이러스Epstein-Barr virus, EBV, 인간면역결핍바이러스(에이즈 바이러스, Human immunodeficiency virus, HIV) 등의 바이러스와 같은 미생물학적 인자입니다.

그나마 밝혀진 암 유발에 중요한 역할을 하는 미생물학적 인자(환경적 인자의 일부)가 몇 개 알려져 있으며, 현재 그에 대해서는 예방접종을 하고 있습니다. 그중에 대표적인 것이 B형간염 예방접종입니다. B형간염은 간암을 일으킵니다. 과거에는 B형간염을 예방하지 못하여 B형간염에 의한 간암의 발생빈도가 높았으나, 이제는 출생 시, 1개월, 6개월에 3회의 예방접종을 하여, B형간염에 의한 간암의 빈도는 매우 감소하였습니다. 또한 최근에 개발되어 접종을 시작한 인유두종바이러스Human papilloma virus 예방접종이 있습니다. 인유두종바이러스는 여자의 자궁경부암을 일으키는 원인으로 알려져 있습니다. 현재 시판되고 있는 인유두종바이러스 예방접종을 3회 맞으면 자궁경부암을 일으키는 인유두종바이러스의 70%를 예방할 수 있습니다. 이와 같이 암을 일으키는 직접적인 원인을 알면 예방이 가능할 것입니다.

암을 유발하는 대표적인 화학적 인자로 흡연이 있습니다. 담배는 폐암의 일부를 일으키는 것으로 알려져 있어 금연을 하면 폐암에 걸릴 확률이 감소합니다. 그 외에도 술은 간경화증을 유발하고 간경화증은 간암이 될 수 있으며, 육식 위주의 식사는 대장암을 유발하고, 여성호르몬치료는 유방암과 관련이 있습니다.

자외선에 많이 노출되면 피부암에 걸릴 수 있고, 방사선 조사를 많이 받으면 역시 백혈병 등의 암에 걸릴 수 있습니다.

이와 같이 아직은 각종 암을 유발하는 직접적인 원인을 모릅니다. 단지 현재로서는 암을 유발하는 영향력을 가진 것으로 알려진 몇몇의 질환에 대한 예방접종을 충실히 받고, 일상생활에서도 암 유발 환경에 노출되지 않도록 주의하는 수밖에 없습니다.

자신의 아이가 암에 걸리면 부모님들이(특히 어머니) 가장 먼저 하는 질문이 "혹시 내가 아이를 가졌을 때 또는 키울 때 무언가 잘못한 것이 있어 암이 생긴 건 아닐까요?"입니다. 위에서 보듯이 암은 어머니가 잘못해서 생기지는 않습니다. 귀하게 키우던 자식이 암에 걸린 것도 기막히는 일인데 그것이 자신의 잘못인지 모른다는 자책을 하는 어머니들을 보면 정말 애처롭습니다. 단언컨대 어머니가 잘못하여 소아암이 발생하지는 않습니다. 그러니 아이에 대한 미안한 마음을 갖지 말고 의료진과 같이 암치료에 전념해주시기 바랍니다.

🧠 뇌종양의 원인

지난 20~30년간 뇌종양의 치료 성적에 점진적인 향상이 있었기에 오늘날엔 대부분의 환아에서 뇌종양의 진단이 예전같이 사망 선고로 직결되지는 않습니다. 다양한 수술 기법, 방사선치료에 필요한 각종 첨단 장비, 새로운 약제의 개발, 체계적인 임상실험, 고용량항암요법과 자가조혈모세포이식 등등의 신 치료기술은 앞으로 뇌종양 환아의 장기생존율을 더욱더 향상시켜 주리라 기대하고 있습니다. 하지만 오늘날까지 소아뇌종양은 완치가 쉽지 않고 또 완치가 된 환자라도 치료 후 발생하는 인지기능 저하, 내분비 장애, 성장 장애, 운동 장애, 청력 장애, 시력 장애, 경련의 발생 등 단기 또는 장기적인 후유증을 남깁니다. 뇌종양 환아를 위해서는 치료에 집중하는 한편, 질병이 없는 건강한 아이들을 위해선 뇌종양 예방을 위해 노력해야 하겠습니다. 뇌종양 예방의 지름길은 물론 우리가 뇌종양의 발병 원인을 먼저 알아내야 하는 것입니다.

지난 1973년부터 1991년까지 18년 사이에는 소아뇌종양 발생이 증가했습니다. 이는 1970년대에 발명된 CT 촬영 그리고 1980년 중반부터 사용되어 온 MRI 등 영상진단 장비의 발달로 뇌종양의 진단이 더 수월해졌기 때문이기도 한 것 같습니다. 하지만 점점 산업화되어 가는 오늘날의 삶에선 방사선의 노출 등 많은 환경 요인을 무시할 수는 없겠습니다. 다행인 것은 1991년 이후부터는 소아뇌종양의 증가가 뚜렷하지 않고 예전처럼 소아 10만 명당 3명 정도에서만 뇌종양이 발생하고 있습니다.

뇌종양의 원인을 환경적인 요소와 유전적인 요소의 둘로 나누어 생각해 보면, 많은 환경적인 요소 중에서 아직까지 확실하게 뇌종양을 유발한다고 규명된 것은 방사선뿐입니다. 아이가 방사선치료를 받았을 때(옛날에는 두부백선 등 가벼운 병에도 방사선을 사용한 적이 있습니다), 원자로의 유출, 또는 엄마가 임신 중에 방사선에 노출된 경우에도 문제가 될 수 있습니다. 방사선이 우리 인체의 유전자에 손상을 입혀 종양세포를 유발하기 때문입니다.

그 외 환경적인 요소로는 바이러스 감염, 화학약품, 대기오염, 농약, 석유화학품, 그리고 니트로소화합물Nitrosocompound을 함유하는 각종 음식물 첨가제들, 인공감미료, 흡연, 전자장, 두뇌 손상 등이 있고, 항암제를 취급하는 간호사, 약사들도 위험에 노출되는 경우를 보게 됩니다. 근래 경제가 급속도로 성장하는 중국에선 환경오염에 의해 1년에 100만 명 이상이 암으로 사망하고 있다는 보고가 있습니다. 이들 암의 발생은 대부분 공장 주변에 거주하는 사람들에게서 왔습니다. 그리고 요즘 화제가 되고 있는 휴대전화 사용에 대한 걱정도 있지만 아직 휴대전화 사용이 뇌종양을 유발한다는 단정적인 증거는 없습니다. 아마도 20여 년쯤은 지나야 확실한 것이 밝혀질지도 모릅니다. 또 재미있는 것은 비타민C나 비타민A가 항산화작용을 하여 뇌종양의 발생을 막아준다는 보고도 있지만 아직 증명되지는 않았습니다.

위에 말한 환경적인 요소들은 대부분 증명되지 않은 상태이지만, 선천적인 증후군으로 나타나는 몇몇 유전적인 질환은 뇌종양의 발생과 밀접한 관계가 있다고 확실히 말할 수 있습니다. 이들에 대표적인 유전적 가족증후군Genetic familial syndrome으로 신경섬유종증, 결절성경화증, 진행성소뇌성운동실조증Ataxia-Telangiectasia, 폰히펠린다우 증후군Von Hippel-Lindau syndrome 그리고 스터지웨버 증후군Sturge-Weber syndrome 등이 있는데, 이는 전체 뇌종양 발생의 5% 미만인 극소수에 지나지 않습니다. 그러므로 대다수의 뇌종양 환자에선 그 발생 원인이 증명되지 않은 상태입니다. 따라서 오늘날 당면한 연구 과제는 이들 환경적인 요소와 유전적인 요소가 어떤 상관관계를 가졌는지를 규명해내는 것이라고 생각됩니다. 그리고 우리가 늘 의문을 갖게 되는 것은 같은 환경에서 자란 쌍둥이나 형제들 중 왜 하나는 뇌종양에 걸리고 다른 하나는 뇌종양에서 자유로울 수 있느냐 하는 점입니다.

현재 활발하게 진행되고 있는 뇌종양 유발 요인에 관한 연구의 핵심은 두 가지로 요약됩니다. 그 하나는 뇌수술로 얻어낸 종양조직으로 그 종양의 특성을 분자생물학적으로 연구하는 것입니다. 이것은 암의 종류에 따른 특이한 유전적 인자를 찾아내는 것을 말합니다. 둘째로는 환자의 말초혈액을 사용해서 혹시 뇌종양을 유발하는 유전자가 인체에 있는지를 찾아내는 것입니다. 이들 뇌종양을 유발하는 유전자를 세분하면 DNA 복구유전자Repair gene, 발생유전자Developmental gene, 그리고 신진대사에 관계되는 유전자들을 포괄합니다. 그래서 환자가 타고난 몸의 여러 유전자들이 담배, 방사선 등 환경적인 요소와 어떻게 작용하여 뇌종양을 유발하는지를 연구하는 것입니다.

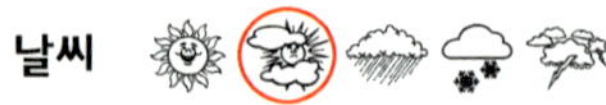

제목 전이 여부에 대한 검사

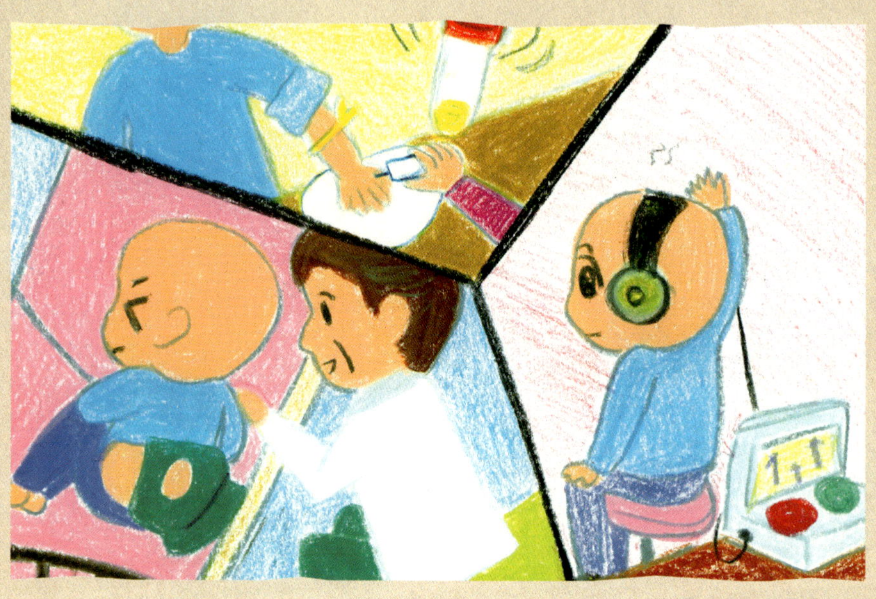

완치를 위해서 항암화학요법을 하고 방사선치료도 해야 한다. 전이가 있는지, 또 항암화학요법을 하기 전에 전신 상태가 좋은지 확인하기 위해 하루 종일 검사를 받았다. 다행히 전이된 곳은 없고, 수술도 잘 되어서 치료를 잘하면 낫는다고 한다. 엄마는 내가 검사하러 다니는 사이에 사회복지사 선생님을 만나고 왔다고 하신다.

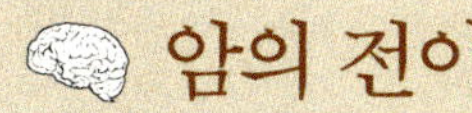

암의 전이

수모세포종은 교종 다음으로 흔한 종양으로 소아뇌종양의 20% 정도를 차지합니다. 항암치료와 방사선치료에 잘 듣는 편이기는 하지만 진단 시에 벌써 다른 곳으로 전이된 경우가 40% 가까이 됩니다. 이렇게 전이가 잘 되는 암이므로 처음 진단받으면 어느 정도까지 암이 진행되었는지 알기 위하여 수모세포종이 잘 전이되는 곳(뼈, 골수, 폐, 간 등)을 검사합니다. 뼈스캔 검사, 양쪽 골반 뼈에서 골수조직 검사, 척수액 검사 등을 시행합니다. 항암화학요법을 하기 전에 전신 상태가 좋은지를 확인하기 위하여 혈액 검사, 24시간 소변 검사, 청각기능 검사, 눈 검사 등도 시행합니다.

골수검사
골수검사는 주로 엎드려서 하고, 엉덩이 뼈를 이용합니다.
이 검사는 심한 통증을 유발하므로 진통제와 진정제를 투여하여 환아는 통증을 느끼지 않고, 나중에 깨어나서도 검사한 것을 기억하지 못하는 경우가 대부분입니다.

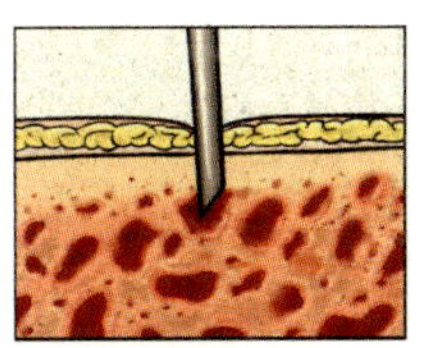

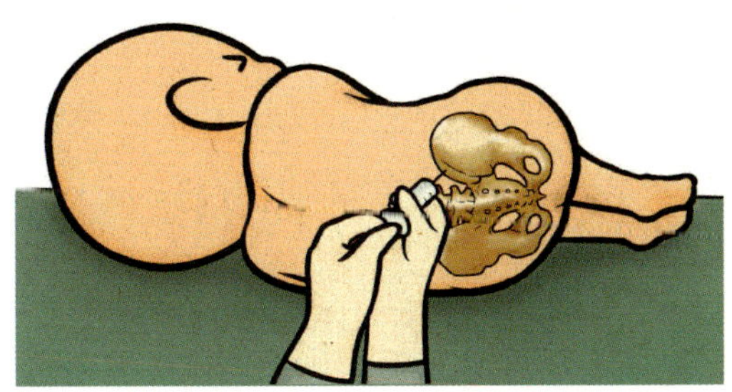

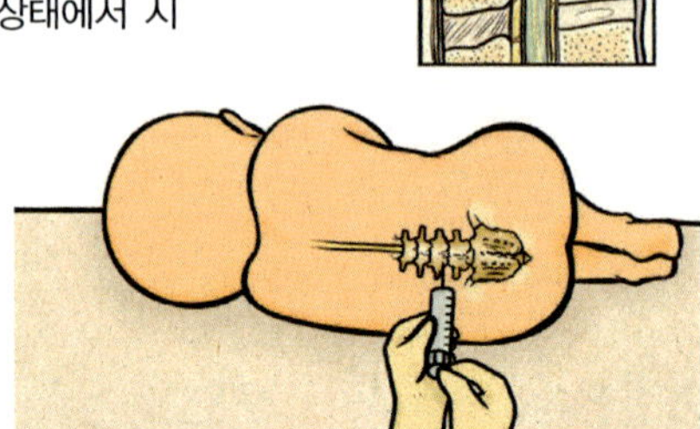

척수검사
척수검사도 진통제와 진정제를 이용하여 시행하며, 주로
옆으로 누워서 합니다. 드물게 똑바로 앉은 상태에서 시
행하기도 합니다.

뇌종양의 병기와 등급

종양의 병기는 고형종양에서 주로 이용하는 분류 방법으로, 종양이
얼마나 큰지, 또 종양이 발생 부위에 국한되어 있는지, 아니면 다
른 부위로 전이되어 있는지 등을 판단해 결정합니다. 병기는 수술
전의 CT나 MRI의 판독으로 나타나는 종양의 크기와 그 분포 등을
기본으로 하고, 수술적 제거의 정도를 추가하여 결정합니다. 대개
1병기Stage I에서부터 4병기Stage IV까지 나눕니다. 병기가 낮으면
치료하기가 용이하고 생존 예후도 좋고, 병기가 높으면 치료가 어
렵고 생존 예후도 좋지 않은 경향이 있습니다. 일반적으로 1병기는
수술적으로 완전한 제거가 가능한 경우를 말하며, 4병기는 다른 장

기로 전이된 경우로, 보통 사람들은 "말기"로 표현합니다. 그러나 소아에서는 4병기(말기)라 하더라도 항암제나 방사선치료에 반응을 잘하는 경우가 대부분이라 어른의 말기와는 다르게 좋은 예후를 보이는 경우가 많습니다.

그런데 뇌종양은 다른 부위의 암과는 달리 병기를 구분하는 경우가 거의 없습니다. 그 이유는 뇌종양은 대부분 뇌 혹은 척수 밖으로 퍼지는 경우가 극히 드물고, 치료 결과가 종양이 어디까지 퍼졌는지 여부보다는 오히려 종양의 종류와 위치에 따라 결정되기 때문입니다. 즉, 종양이 수술하기에 쉬운 위치에 있으면 예후가 양호하고 그렇지 않으면 예후가 불량합니다.

다만, 수모세포종과 원시신경외배엽종양PNET은 종양의 크기와 옆 조직으로의 침투 정도, 척수로의 전이 정도에 따라 보통위험군, 고위험군 등으로 구분하여 사용합니다. ❶ 발병연령이 3세 이하, ❷ 수술 후 남아 있는 종양이 크거나(3cm 이상), ❸ 척수 또는 머리 밖의 다른 기관으로의 전이 여부 등이 치료 결과에 매우 중요합니다.

종양의 등급은 종양의 악성 정도를 판단하는 기준으로 1등급Grade I부터 4등급Grade IV까지 나뉘어 있습니다. 1등급과 2등급은 양성으로 3등급과 4등급은 악성으로 간주합니다. 이는 치료 방침을 세우는 데 중요한 척도가 되고 또 종양의 예후를 결정하는 데도 중요한 단서를 제공합니다. 1등급은 악성도가 가장 낮은 종양으로서 신경교종에서는 소아에서 비교적 흔한 털모양 성상세포종과 뇌실막하 거대세포종 등이 이에 해당합니다. 반면에 4등급은 가장 악성도가 높은 종양으로서 교모세포종과 수모세포종 등이 이에 해당합니다. 신경교종에서는 악성도 등급이 치료 결과와 매우 밀접한 상관관계가 있어서 예후는 1등급이 가장 좋고, 4등급이 가장 나쁜 결과를 보입니다. 하지만 같은 4등급이라도 수모세포종, 배아종은 치료 방법에 따라 예후가 매우 다르므로 같은 등급이라고 해서 같은 치료 결과를 나타내는 것은 아닙니다. 즉, 뇌종양의 등급이란 세포학적인 특징을 현미경으로 분석한 수치이며, 이는 치료 후에 결과(예후)를 결정하는 한 가지의 변수일 뿐입니다. 이러한 세포학적 악성도 외에도 예후와 관련된 많은 변수가 있습니다. 특히 등급 이외에도 종양의 위치, 종양의 절제 정도, 유전자의 돌연변이 유무, 방사선 및 항암제 치료 여부, 전이 여부 등에 따라 치료의 결과가 많이 달라질 수 있습니다.

이와 같이 뇌종양은 종류도 다양하고 발생 부위 및 연령 등에 따라 치료의 방법과 결과가 매우 다르므로 이 책의 내용만으로 추측하지 말고 담당 주치의와 상담을 통하여 개개인의 치료 방법과 예상되는 결과에 대하여 의논해 보아야 합니다.

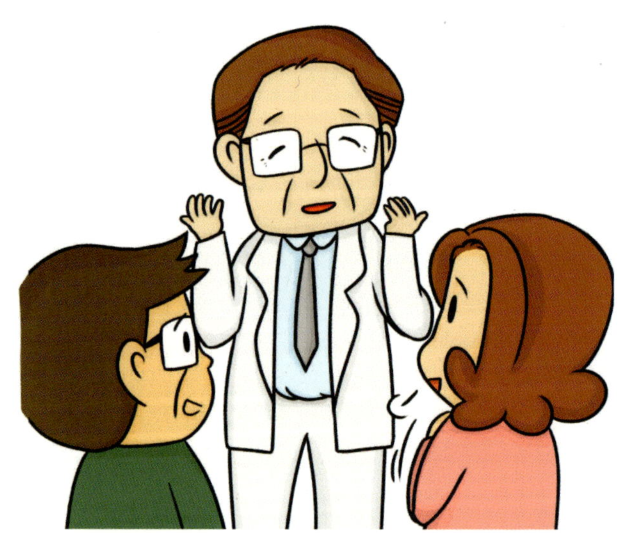

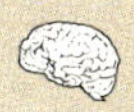 ## 사회복지사는 누구인가?

환자가 처음 진단을 받은 직후부터 부모들은 거의 예외 없이 사회복지사를 접하게 되고 그들의 도움을 받게 됩니다. 사회복지사는 병원에 고용된 전문직 중의 한 사람이지만 그들은 병원이나 의료진을 대변하는 사람이 아니고 환자의 편에서 환자와 부모들의 복지를 위해 일하는 사람입니다. 의료팀의 한 구성원으로 진단 시에, 또 치료 중에 그리고 치료가 끝난 후에도 계속 환자와 가족이 의지할 수 있는 거의 유일한 사람입니다.

사회복지사의 역할은 크게 세 가지로 나눌 수 있습니다. 첫째는 환자의 병원생활을 가능한 편안하게 할 수 있도록 도와주는 안내인이며 정서적으로 도움을 주는 상담자입니다. 병원 안내에서부터, 전화연락, 예약 안내, 증인대행, 다른 부모들과 연락 등을 취해주는 안내인입니다. 그리고 환자나 가족이 겪는 모든 어려움에 대처해 자문역할을 해줍니다. 둘째로는 교육자라고 할 수 있습니다. 처음에는 환자나 가족 모두가 의학용어도 생소하고, 또 소아뇌종양에 관한 상식이 없기 때문에 의학정보를 부모들 눈높이에서 친절히 설명하여 의문점들을 해소시켜 주어 치료 과정을 원만하게 이끌어줍니다. 그리고 환아의 학교와도 연락하여 환자의 상태를 알리고 환자의 학업 문제에 대해 도움을 주기도 합니다. 그리고 셋째로 사회복지사는 환자와 그 가족들이 경제적으로 지원을 받도록 도와줍니다. 암의 치료는 몇 년에 걸쳐 오래갈 수 있고 또 치료 종료 후에도 환자는 병원에 계속 들러야 하는 등 과중한 치료비, 개인 생활비, 숙박 비용, 교통비 등등 경제적인 부담은 이루 말할 수 없습니다. 사회복지사는 보험비, 국가지원금, 기부금, 각종 재단 또는 개인 후원금 등을 알아보고 부모들에게 알려줍니다. 사실 우리나라에서는 이 세 번째 업무가 가장 중요하게 느껴지는 것이 현실입니다.

이렇듯 사회복지사의 일은 실로 다양하며 사회복지사는 환자나 가족에게 어떤 어려운 문제가 생겨도 또 어떤 정서적, 경제적 응급 상황이 생겨도 수시로 가까이에서 의논할 수 있는 상대가 되어 줍니다. 궁극적으로 사회복지사는 암으로 고통받는 아이들이 가능한 편안하게 병원생활을 끝마치고 정상적인 성인으로 자라나는 데 온 정성을 기울이는 사람입니다. 그러므로 환자나 가족은 병원생활 중에나 사회생활에서 그리고 가족 간에 생겨나는 많은 문제들에 대해서까지도 늘 사회복지사에게 도움을 청하는 것이 현명한 일입니다. 한 가지 아쉬운 점은 우리나라의 여건상 소아암, 특히 뇌종양 환자를 위해 봉사하는 사회복지사의 숫자가 수요에 비해 너무나 부족하다는 사실입니다.

방사선 치료

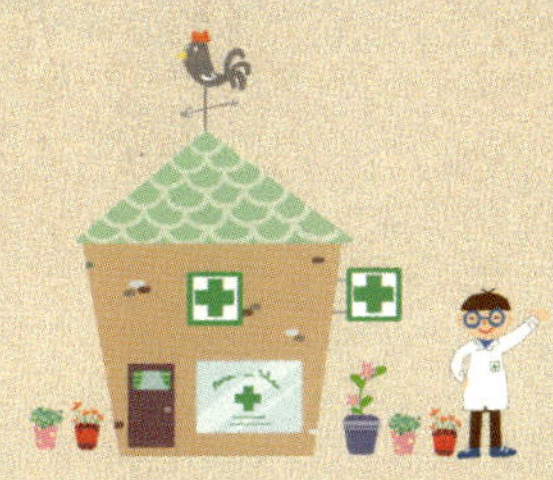

방사선치료를 받기로 하다

방사선치료 첫날

방사선치료 11일째

방사선치료 완료

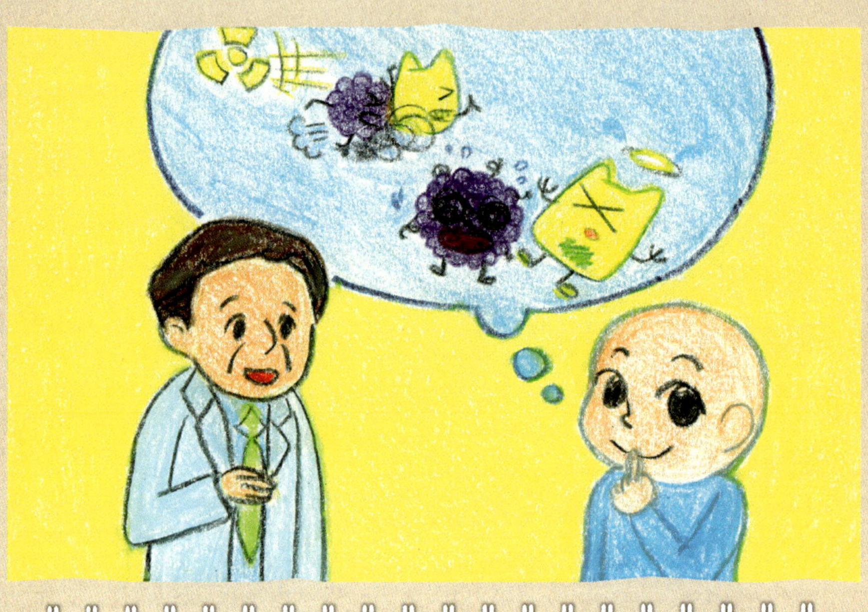

우선 방사선치료를 하고 항암화학요법을 하기로 했다. 방사선치료는 내 머리와 척추에 남아 있을지도 모르는 나쁜 암세포를 파괴해 없애는 치료라고 한다. 우선 머리 CT를 찍고 얼굴본을 떠서 마스크 같은 것을 만들었다. 마스크는 내 얼굴에 꼭 맞아서 좀 답답하다. 또, 척추에 방사선이 들어가는 위치를 잡기 위해 몸에 그림을 그렸다.

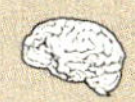 뇌종양의 치료 2 - 방사선치료

방사선이 소아에게, 특히 소아의 뇌에 미치는 피해가 적지 않지만 많은 뇌종양 환아에게 방사선치료는 수술, 항암요법과 더불어 빼놓을 수 없는 중요한 치료요법입니다. 다만 소아의 뇌가 아직도 발달하고 있어 인지 기능 발달에 손상을 받을 수 있는 연령을 감안해서 방사선치료의 시기를 적절히 조정해야 하고, 종양 부근의 정상 뇌 조직의 손상을 가급적 피하기 위하여 최적의 방사선치료 방법을 선택해야 합니다.

🌱 종류

방사선치료는 오래도록 많이 사용되어 왔던 외부 방사선치료 External beam therapy, 정위적방사선치료Stereotactic radiotherapy 그리고 근접방사선치료Brachytherapy 등으로 크게 나뉩니다.

01) 외부방사선치료

방사선 장비에서 방출되는 강력한 광선이 피부를 통과하여 종양에 도달하여 암세포의 성장을 저지 또는 파괴하는 데 대개 5~6주 정

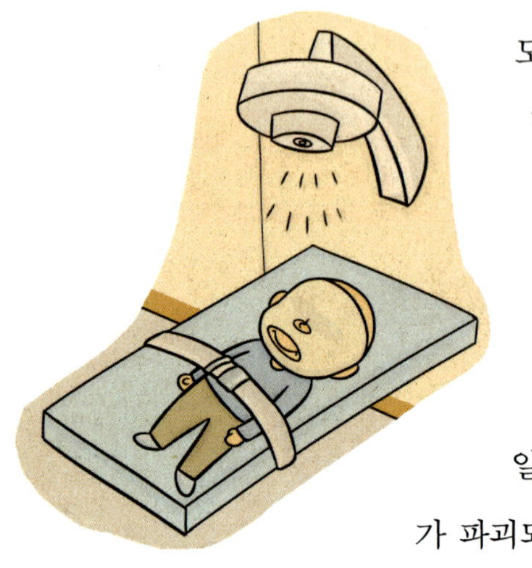

도 소요되며, 월요일부터 금요일까지 매일 시행합니다. 이렇게 방사선의 총 투여량을 오랫동안 조금씩 나누어주는 이유는 뇌종양 주위에 있는 정상적인 뇌조직을 보호하기 위해서입니다. 이는 방사선을 매일 조금씩 나누어줌으로써 종양세포가 파괴되는 순간에도 정상 뇌세포는 방사선 치료의 손상으로부터 서서히 복귀하기 때문입니다.

02) 정위적방사선치료

고에너지 광선을 여러 각도에서 종양에 조준해 종양세포를 집중적으로 파괴하되 주위 뇌조직의 손상은 가능한 감소시키는 장점이 있습니다. 그러므로 외부방사선을 전에 받은 경험이 있는 환자라도 종양이 재발했다면 간혹 이 시술을 다시 받을 수 있습니다.

03) 근접방사선치료

방사선 물질을 수술로 종양에 직접 이식하여 방사선 방출을 얻는 것입니다.

CT, MRI 등을 포함한 여러 최신 영상기술의 발달은 뇌종양과 주변의 정상적인 뇌조직을 감별해 주어 방사선의 조사 방향이 뇌종양을 정확히 조준하도록 하는 데 도움을 주고 있습니다. 최근에 소아에게 많이 사용되는 입체조형방사선치료Three dimensional conformal radiation therapy, 3DCRT나 강도변조방사선치료Intensity modulated radiation therapy, IMRT도 종양 자체에는 충족한 양의 방사선을 주되 종양 주위의 뇌조직은 방사선의 피해를 벗어나게 해주는 원리를 적용한 것입니다. 또 다른 방법은 수술중방사선치료Intraoperative radiotherapy, IORT인데 이는 수술로 종양을 적출한 후 종양이 있던 자리에 고농도 방사선을 조사해서 산존하는 종양 세포를 말끔하게 제거하려는 의도로 시행되는 것입니다. 최근 한국에 도입된 고선량 양성자치료Proton beam therapy 방법도 있습니다. 양성자치료는 양성자에서 나오는 에너지를 이용하여 방사선이 종양에만 집중되도록 하여 주위의 뇌조직의 손상은 매우 경미합니다. 이렇듯 새로운 방사선치료는 정상적인 뇌조직은 가능한 피해 가면서 종양에만 집중적으로 방사선이 조사될 수 있는 기술을 발달시킨 것으로, 특히 소아에서 단기 또는 장기의 후유증을 감소시키는 데 크게 이바지하고 있습니다.

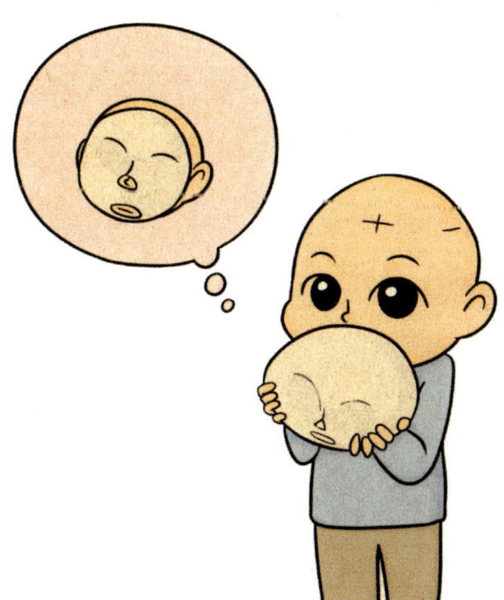

제목　방사선치료 첫날

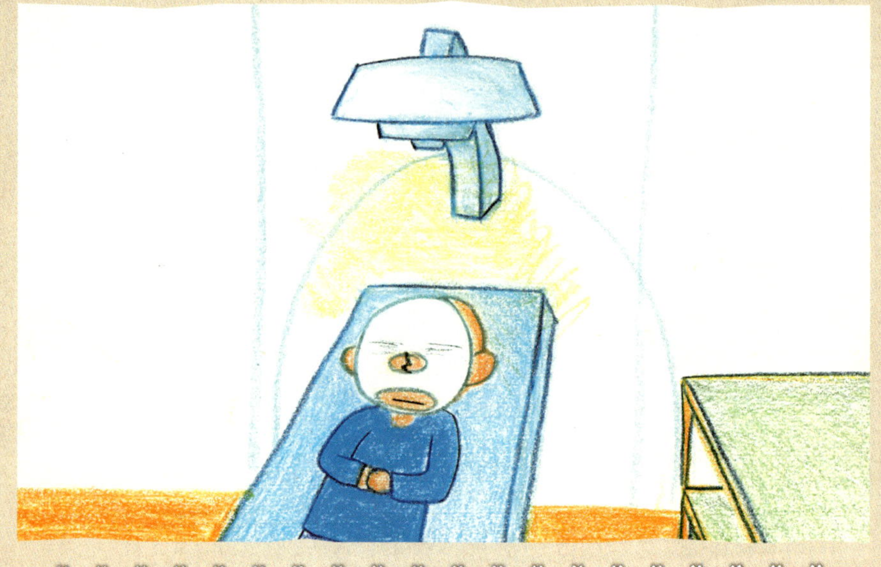

오늘은 방사선치료를 받는 첫날이다. 치료 시간이 5분 정도로 매우 짧고, 어려운 치료도 아니라 집에서 다니기로 했다. 선생님이 주는 약을 먹고 일어나니 벌써 치료가 끝났다고 한다. 정말 쉬웠다.

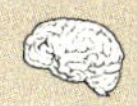 ## 다학제적 치료란?

뇌종양 환자를 치료함에 있어 아무리 내로라하는 명의라도 시종 혼자서 전부 치료할 수는 없고, 반드시 여러 분야의 의료진이 한 팀이 되어 치료를 함께 진행하는데 이것을 다학제적 접근이라고 부릅니다. 소아에서 뇌종양은 백혈병 다음으로 흔하게 생기는 암이지만 우리나라에서는 1년에 총 200~250명의 환자만 생깁니다. 또한 뇌종양에는 여러 종류의 암이 있고 또 그 악성 등급, 뇌 속의 발생 위치, 환자의 발생 연령 등에 따라 그 치료 방법에 차이가 납니다. 그래서 대형 병원의 뇌종양 분야의 전문의 몇 명을 제외하고는 대부분의 의사들은 같은 조건의 뇌종양을 두 번 이상 치료할 기회가 드문 상황이라, 아무리 뇌종양전문의라 할지라도 뇌종양 치료 분야에 많은 경험을 쌓기는 쉽지 않습니다. 더욱이 뇌종양 치료는 수술, 방사선, 약물 치료 등이 다양해서 자연히 여러 분야의 전문가가 함께 모여 치료를 할 수밖에 없습니다. 이런 팀 단위 접근은 물론 장점이 많이 있지만 또 단점이 있기도 합니다. 그래서 그중에 제일 책임을 지는 한 명의 주도적 책임자가 있어야 하고 또 그 주도적 책임자는 팀 전체의 의견을 취합해서 환자마다 가장 좋은 치료 방법을 결정해 주어야 합니다. 또 부모와 항상 의견을 교환하면서 환자의 치료 진행 상황을 일러주는 역할도 수행합니다.

　　그럼 이런 치료팀의 핵심 구성 요원은 누가 될까요? 제일 먼저 소아신경외과전문의를 들 수 있습니다. 뇌종양의 치료는 대부분 조직검사나 종양의 적출로부터 시작됩니다. 양성 뇌종양의 많은 경우에는 완전적출로 그 이상의 치료 없이 치료가 완전히 종결됩니다. 하지만 악성종양은 수술 후에 방사선치료와 항암화학요법 등이 따라 오게 마련입니다. 소아뇌종양의 수술은 그것이 조직검사이든, 부분적출이든 또는 완전적출이든 당연히 소아 뇌수술에 익숙한, 경험이 많은 사람이 맡아야 합니다. 두 번째로 뇌종양전문소아과의사를 꼽을 수가 있습니다. 항암약물치료를 전담하고 고용량항암요법과 자가조혈모세포이식을 주관하는 한편, 치료 중 또는 치료가 끝난 후 주기적인 추적관찰, 단기 또는 장기 부작용의 검진, 학교, 자매, 친구 문제까지, 끝까지 환자의 경과를 돌보는 사람으로 부모가 가장 가깝게 접근할 수 있는 의사입니다. 그리고 소아종양전문의라도 본래는 소아과의사이므로 소아의 일반 질환과 예방접종 등도 관리하게 됩니다.

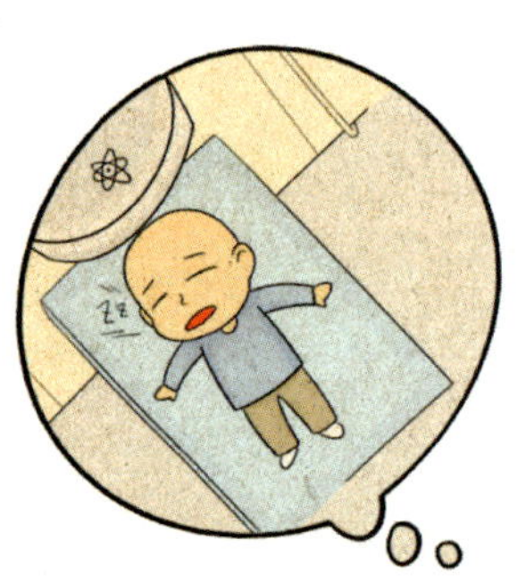

　　세 번째로 방사선종양학전문의사를 빼놓을 수 없습니다. 최신의 치료방사선 요법에 따라, 소아에게 가장 해를 끼치지 않는 방법을 모색해서 치료

해주는 사람입니다. 근래에 나온 치료법으로 입체조형방사선치료, 강도변조방사선치료, 고선량양성자치료 등의 방사선 요법이, 치료의 성적도 올리고 소아의 정상 뇌를 보호하는 데도 많은 기여를 하고 있습니다. 그리고 네 번째로 소아신경전문의를 들 수 있습니다. 이들은 소아과의사이면서 신경계질환 전문가입니다. 뇌종양은 뇌에서 발생하므로 언제나 중추신경계에 크고 작은 영향을 끼치므로 소아신경전문의의 역할이 큰 비중을 차지합니다. 그러므로 뇌종양 환아의 진단에서부터 치료 후의 추적관찰까지 많은 도움을 주는 아주 중요한 팀구성원입니다. 그들은 소아종양전문의, 신경외과전문의, 치료방사선전문의처럼 직접 치료를 제공하지는 않기 때문에 한 발 물러서서 환아에게 생기는 여러 신경 변화를 분석하고 또 그 치료 방법을 제공합니다. 하지만 아쉬운 것은 한국에서는 아직 소아신경전문의의 충원문제 등으로 그들의 역할을 크게 기대할 수 없다는 점입니다.

　다섯 번째로 병리과의사(신경병리과)가 있습니다. 임상의처럼 환자 앞에 나서지는 않지만 종양의 진단을 책임지는 핵심 구성원입니다. 여섯 번째는 영상의학과(신경영상의학과)의사입니다. 이들도 병리과의사와 같이 직접 환자 진료에 나서지는 않지만 CT, MRI, PET scan 등을 판독하므로 진단에 도움을 주고 치료 경과를 지켜보는 데 없으면 안 되는 중요한 팀구성원입니다. 그리고 이 외에 필요한 구성원들이 많이 있습니다. 환자의 치료 과정 중에 그리고 치료가 끝난 후에 추적관찰과 더불어 재활 과정에서 특히 필요로 하는 소아내분비과의사, 소아정신과의사, 물리치료요법사, 작업요법사, 특수교육교사와 영양사 등이 있고, 또 사회복지사는 환자와 가장 가까운 거리에서 또 사실상 환자와 가족을 위한 심리적·정서적·경제적 모든 측면에서 도움을 주는 고마운 사람입니다.

그리고 환자의 경과가 나빠져 많은 어려움을 당할 경우 호스피스간호사, 또 종교적인·정신적인 지원을 하는 목회서비스팀도 적절한 시기에 필요한 사람들입니다. 그리고 마지막으로 이 많은 팀구성원들의 스케줄을 관리하고 환자 부모와 수시로 연락을 취하는 코디네이터간호사가 있습니다.

제목　방사선치료 11일째

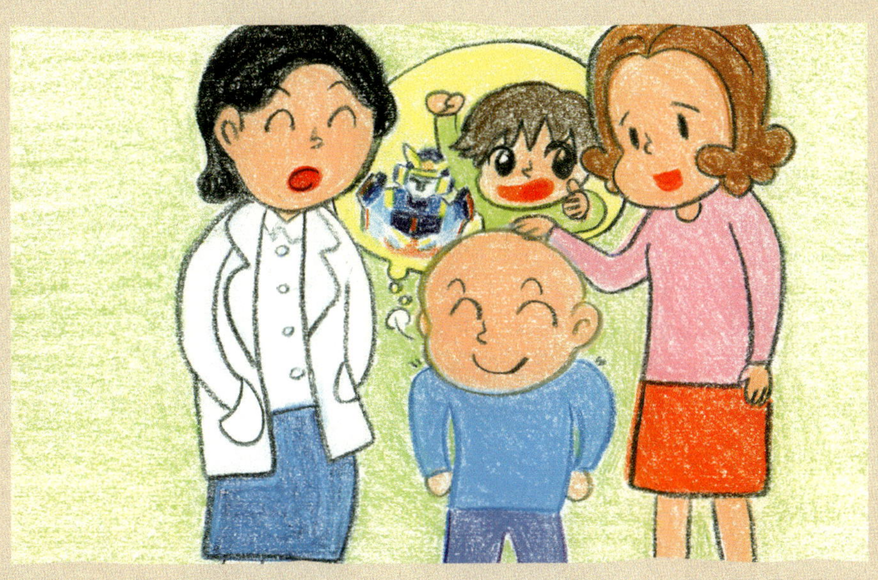

오늘은 처음으로 자지 않고 치료를 받았다. 얼굴에 마스크를 씌우고, 몸을 침대에 묶더니 엄마와 선생님들이 문을 닫고 나갔다. 갑자기 혼자 있으니 조금 무서워졌다. 하지만 동생이랑 재미있게 놀던 때를 생각하며 꾹 참았다. 조금 있다가 문이 덜컹 열리면서 치료가 끝났다고 한다. 의사 선생님과 엄마가 잘 했다고 칭찬해 주셨다. 나는 어깨가 으쓱했다.

방사선치료를 시작할 때 치료 범위를 결정하기 위하여 CT를 찍어 얼굴의 본을 떠서 얼굴에 꼭 맞는 마스크를 만듭니다. 또한 물에 잘 지워지지 않는 매직을 써서 척추에 방사선이 들어가는 위치를 그려

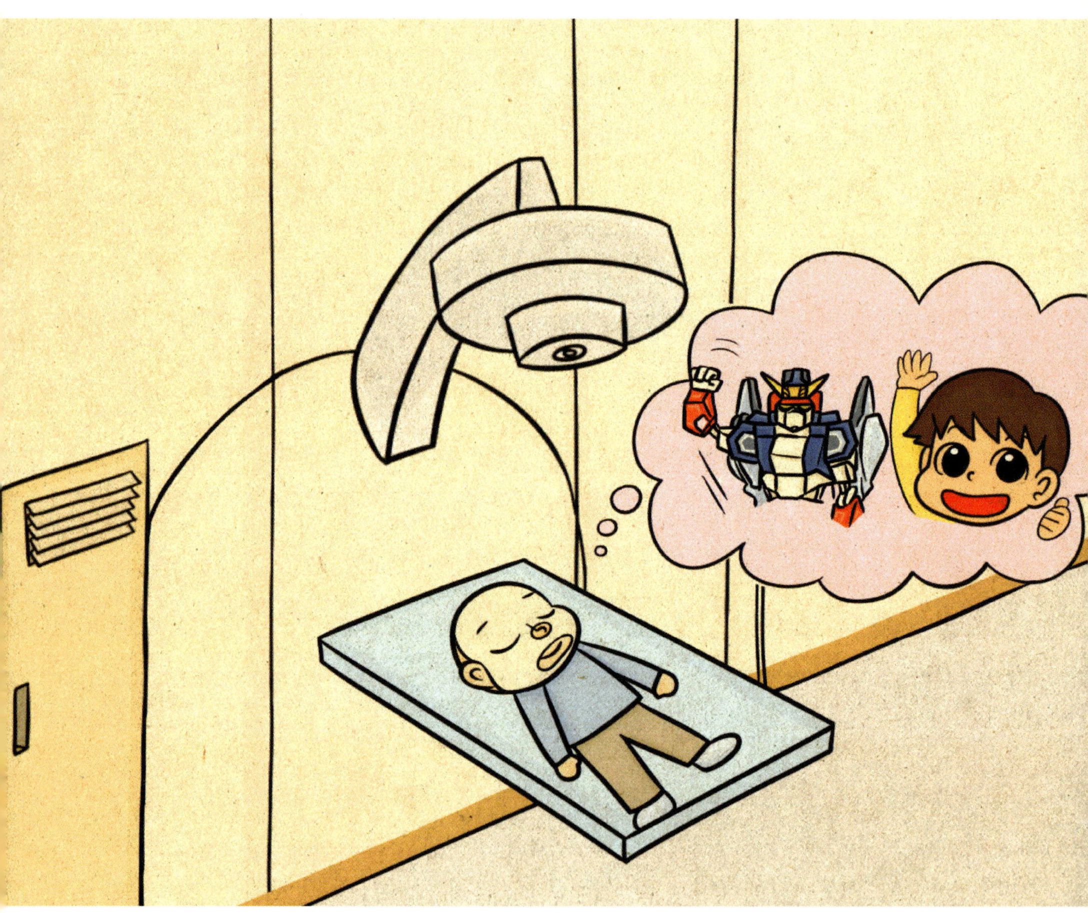

놓습니다. 보통 치료 기간이 일주일에 5일씩 총 6~7주가량 하는 경우가 많으므로 그동안 그림이 지워지지 않도록 가벼운 목욕을 하도록 합니다. 방사선치료를 하는 동안 1주일에 한 번씩 혈액 검사를 해서 혈색소를 10g/dL 이상으로 유지하도록 합니다. 방사선치료에 의하여 골수가 억제되어 빈혈, 백혈구 감소증 또는 혈소판 감소증이 생기기도 하지만, 이 때문에 방사선치료를 중지하는 경우는 드물고, 필요시에는 적혈구와 혈소판 수혈을 하면서 방사선치료를 진행합니다.

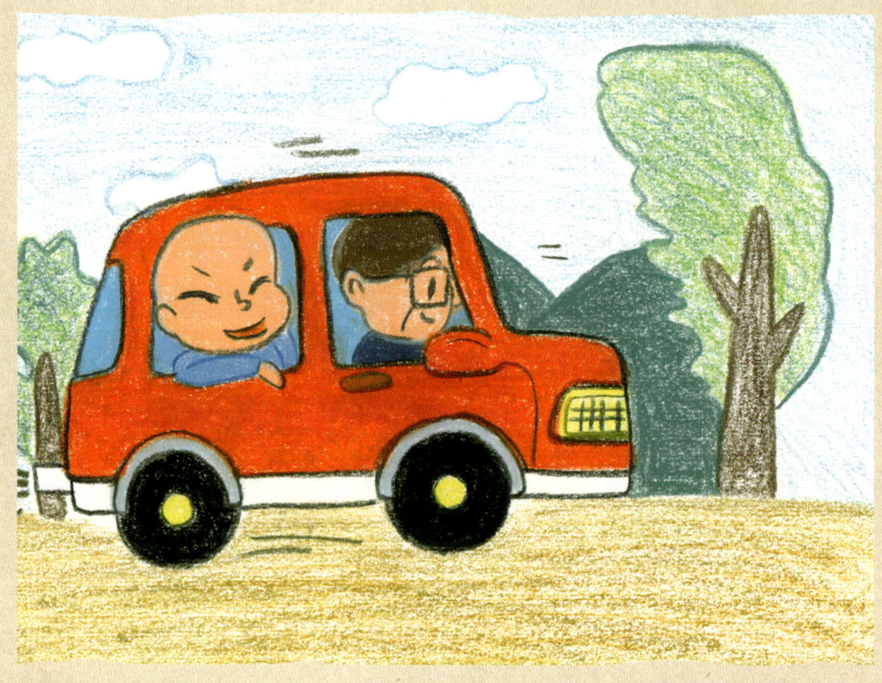

드디어 방사선치료가 끝났다. 귀를 마스크에 꼭 붙이는 바람
에 귓바퀴 뒤에 염증이 생기기도 했지만 큰 문제없이 끝났
다. 야호! 이제 3주 동안 쉰다. 그동안 시골 외가에 다녀오기
로 했다.

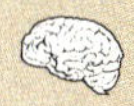 방사선치료의 부작용

방사선치료의 주된 목표는 방사선의 조사로 암세포의 유전자를 파괴하여 그 세포를 사멸시키는 것입니다. 문제는 방사선치료가 암세포는 물론 그 암 덩어리 주위에 있는 정상 신경세포도 함께 죽인다는 사실입니다. 이런 정상 조직의 손상이 환자에게 여러 가지 달갑지 않은 부작용을 초래하는 것입니다. 다행인 것은 방사신 조사 후 정상 신경세포는 암세포보다 더 빨리 복원되어 방사선 조사를 한 번에 많이 주지 않고 조금씩 나누어서 매일 주면 방사선치료 중이라도 정상 세포는 어느 정도 회생이 가능하나 암세포는 계속 사멸하게 됩니다. 또한 뇌종양 치료 시 항암치료약은 혈액뇌장벽Blood-brain barrier, BBB을 통과하지 못하여 치료 효과가 감소하는 경향이 있지만, 방사선은 뇌종양 세포를 향해 직접 조사되므로 얼마간의 부작용을 감수하고라도 뇌종양 치료에 적극 활용되고 있습니다. 방사선치료의 부작용은 단기 부작용과 장기 부작용으로 나뉘는데 방사선 조사의 총 투여량, 조사되는 면적의 크기, 치료받는 부위, 그리고 환아의 나이에 따라 다양한 양상으로 나타납니다.

아마도 단기 증상 중 가장 흔하게 나타나는 것이 피로감일 것입니다. 피로감은 대부분의 환아들에게 일상생활에 별 지장을 주지 않지만, 몇몇 환아들은 꼭 낮잠을 자고 나야만 피로가 풀리기도 합니다. 방사선치료가 끝나고 약 1~2주 후부터는 대개 정상으로 회복되지만, 간혹 심한 피로감이 몇 달간 지속되는 경우도 있습니다. 이 피로감의 원인은 아직 정확하게 밝혀지지는 않았습니다. 또 다른 부작용으로는 부모님들이 특히 많이 걱정하는 탈모입니다. 방사선치료 시작 후 2~3주가 지나면서 나타나는데, 치료가 끝나면 어느 정도 머리가 다시 나오지만 치료 전보다는 머리카락이 풍부하지 않는 경우가 많습니다. 탈모의 정도는 방사선 양에 비례합니다. 그 외에 청력 장애가 5% 미만의 환자에게서 나타나는데 일시적인 현상으로 대부분은 회복됩니다. 방사선 부위에는 피부가 빨갛게 변하는 피부염이 생기므로 밖에 나갈 때는 햇빛

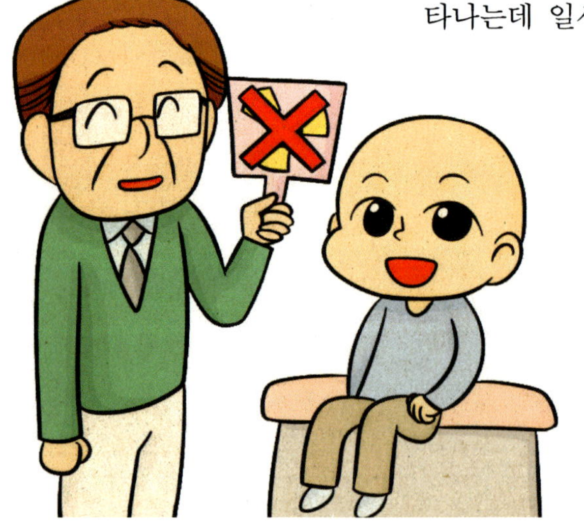

의 직사광선은 피해야 하고 귓바퀴 뒤쪽은 가능한 환기가 잘 되도록 신경을 쓰는 게 좋습니다. 방사선을 받으면 뇌부종이 생겨 두통, 메스꺼움, 구토까지 생길 수도 있습니다. 이런 때 스테로이드를 사용해 부기를 내려줍니다. 또한 심하게는 뇌부종을 넘어 방사선괴사도 생길 수 있는데 역시 스테로이드를 사용해 그 부작용을 경감시킬 수 있습니다.

🌱 장기 증상

가장 중요한 장기 부작용으로 인지기능의 저하를 들 수 있는데 이로 인해 집중력 결핍, 기억력 감퇴 등이 나타날 수 있습니다. 대부분 그렇게 심하지는 않지만 일상생활에 지장을 주기도 합니다. 아마도 방사선으로 뇌혈관에 손상이 와서 이런 증상을 야기하는 것으로 추정하고 있습니다. 치료 후 약 4개월 정도에서 이런 기억력 상실이 나타나지만 1년 후가 되면 대부분 정상으로 회복됩니다. 뇌의 해마Hippocampus에 신경줄기세포가 있으므로 이 부위를 피해 방사선 조사를 하면 훗날 신경세포가 다시 증식되어 이러한 인지기능의 저하를 조금은 덜어 줄 수 있다는 보고도 있습니다. 인지기능의 저하는 장기적으로 학습 장애로 이어지고 지능발달의 저하로 나타나기도 합니다. 또한 방사선치료에 의한 뇌하수체의 손상은 여러 가지 내분비 질환, 성장 발달에 영향을 줍니다. 다음으로 중요한 것은 새로운 2차 종양의 발생입니다. 방사선 종료 후 대부분 5년 이상 지나서야 나타나지만 소아에서는 그보다 전에 생기는 경우도 종종 있습니다. 이런 2차 종양은 주로 수막종이고 가끔 교종이나 육종도 있습니다. 최근에 도입된 여러 새로운 방사선치료법은 이런 부작용을 줄여 줄 것으로 기대합니다. 새로운 기술의 활용으로 방사선치료 시 뇌종양 부위만 정조준해 치료하므로 종양 주위의 정상 신경세포는 가능한 피해갈 수 있기 때문입니다. 암환자가 성인이 되었을 경우 과거에 받은 치료, 특히 방사선치료가 임신과 출산에 영향을 주기도 합니다. 일반적으로 소아암으로 치료(항암/방사선)를 받은 후 장기생존한 성인들에게 임신율은 낮고, 유산율이 높으며, 조숙아 또는 체중 미달의 신생아가 더 많이 출생된다는 보고도 있습니다.

항암치료를 받으며 생긴 일

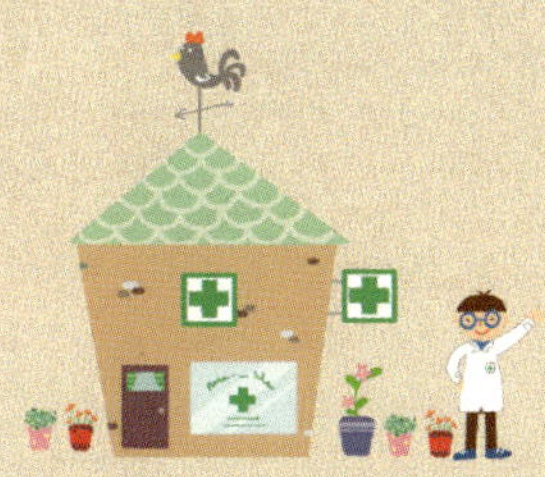

항암치료를 시작하며 | 케모포트를 넣기로 결정함

케모포트를 넣다 | 항암제 첫날

항암제 둘째 날 | 매일 혈액 검사하기

절대호중구 수 계산하기 | 할머니가 홍삼을 사 주셨다

내 동생 1 | 열이 났다

박트림 먹기 | 병원 학교

백혈구 올리는 주사 맞기 | 수혈 받기

뇌종양이 재발한 형을 만나다 | 형이 자가조혈모세포를 채취했다

수두 예방 면역글로불린을 맞다 | 동생이 맹장염에 걸리다 1

동생이 맹장염에 걸리다 2 | 내 동생 2

형이 안 온다 | 대상포진에 걸리다

제목 항암치료를 시작하며

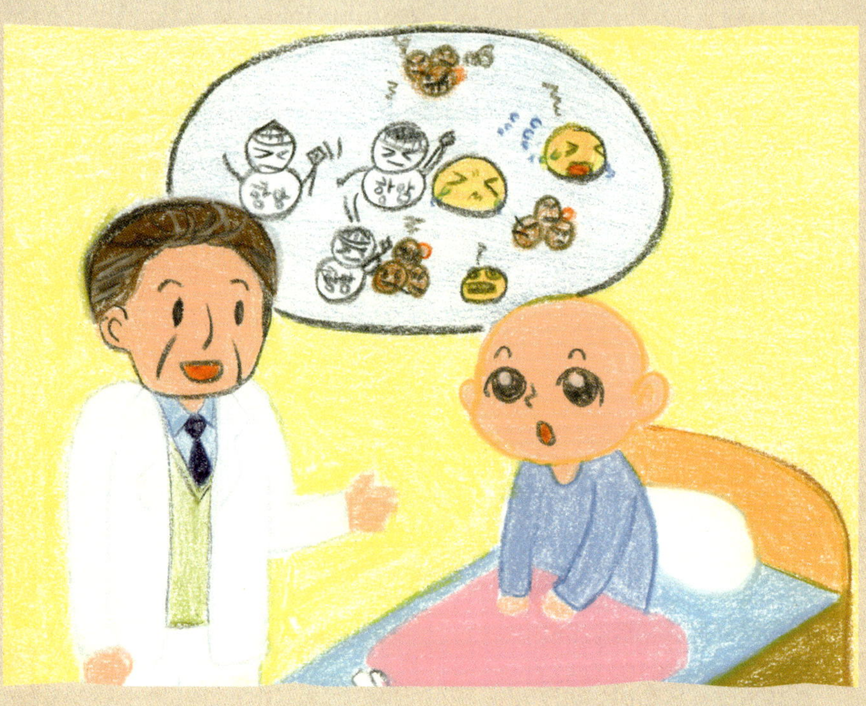

항암치료를 하기 위해 소아청소년과에 입원했다. 항암제는 암세포를 죽이는 약이지만 정상 세포도 같이 손상을 입기 때문에 다시 여러 검사를 해야 했다.

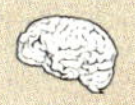 # 신체의 기초 기능에 대한 기본 검사

항암제는 암세포를 죽이는 약이지만 정상세포도 같이 손상당할 수 있습니다. 따라서 어떤 정상세포가 더 많이 손상당하느냐에 따라 콩팥이나 간 등의 기능이 떨어질 수 있습니다. 그래서 미리 기본 검사를 해 놓습니다.

입원한 다음 날부터 항암치료를 시작할 때까지 심장초음파 검사, 24시간 소변 검사, 이비인후과에서 청력 검사, 안과에서는 시력 측정 등을 시행합니다. 그리고 방사선치료의 효과를 확인하기 위하여 뇌와 척추의 MRI, 뇌척수액 검사 등도 시행합니다.

01) 신장기능 검사

항암제에 의해 콩팥의 기능이 손상되는 경우가 있어 미리 콩팥기능을 확인합니다. 혈액 검사의 비유엔(BUN)/크레아티닌(Cr) 수치로도 콩팥기능의 변화를 알 수가 있지만, 24시간 동안 소변을 모아서 하는 검사가 더 정확합니다. 항암치료를 진행하는 중에도 콩팥기능의 손상이 의심되면 24시간 소변 검사를 시행하고 콩팥기능 손상이 확인되면 해당 항암제는 제외하고 치료를 지속할 수 있습니다.

02) 심장초음파 검사

항암제 중에 심장에 손상을 주는 경우가 있어 항암제를 투여하기 전에 심장기능의 정도를 알기 위하여 심장초음파 검사를 하고, 항암치료를 진행하면서 심장기능의 손상이 없는지를 검사합니다. 항암치료를 진행하는 중에 심장기능의 손상이 의심되면 해당 항암제는 제외하고 치료를 지속할 수 있습니다.

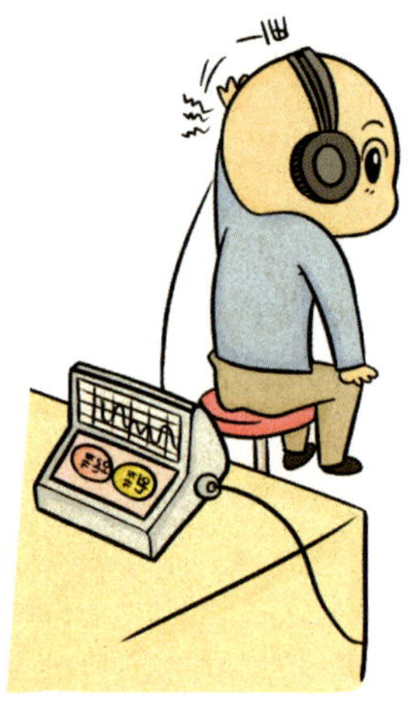

03) 청각기능 검사

플라티늄 계통의 약은 청신경에 손상을 주어서 청각기능이 감소될 수 있으며, 이에 대한 검사로 청각 기능 검사를 합니다. 항암치료를 진행하는 중에 청각기능이 감소하면 그에 해당하는 항암제의 양을 감소시키거나 배제할 수 있습니다.

04) 안과 검사

뇌종양 중에는 시신경에 손상을 주어 시력이 떨어지거나 시야가 감소될 수 있어 이에 대한 검사를 시행하고 치료를 진행하면서 호전 여부를 확인합니다. 소아에서 가장 흔한 급성백혈병 중 급성림프모구성백혈병의 치료 약제에는 스테로이드가 다량 포함됩니다. 뇌부종 등 뇌종양 치료의 부작용이 나타났을 때는 급성백혈병 치료 때처럼 스테로이드 등을 사용하는데 이 스테로이드의 후기 합병증으로 백내장을 유발할 수 있어 이에 대한 기본 검사로 안과 검사를 시행하고, 치료가 끝난 후의 추적관찰에도 안과 검진이 포함됩니다.

05) 호르몬 검사

방사선치료 후에 호르몬 분비에 이상이 생길 수 있어 기본 검사를 시행합니다. 방사선치료 후는 물론이고, 고용량의 항암제를 사용하는 조혈모세포이식 후에도 생길 수 있는 부작용이라 치료가 완료된 소아암환자는 추적관찰에도 호르몬 검사가 포함됩니다. 그 외 인지기능 검사 등도 시행합니다.

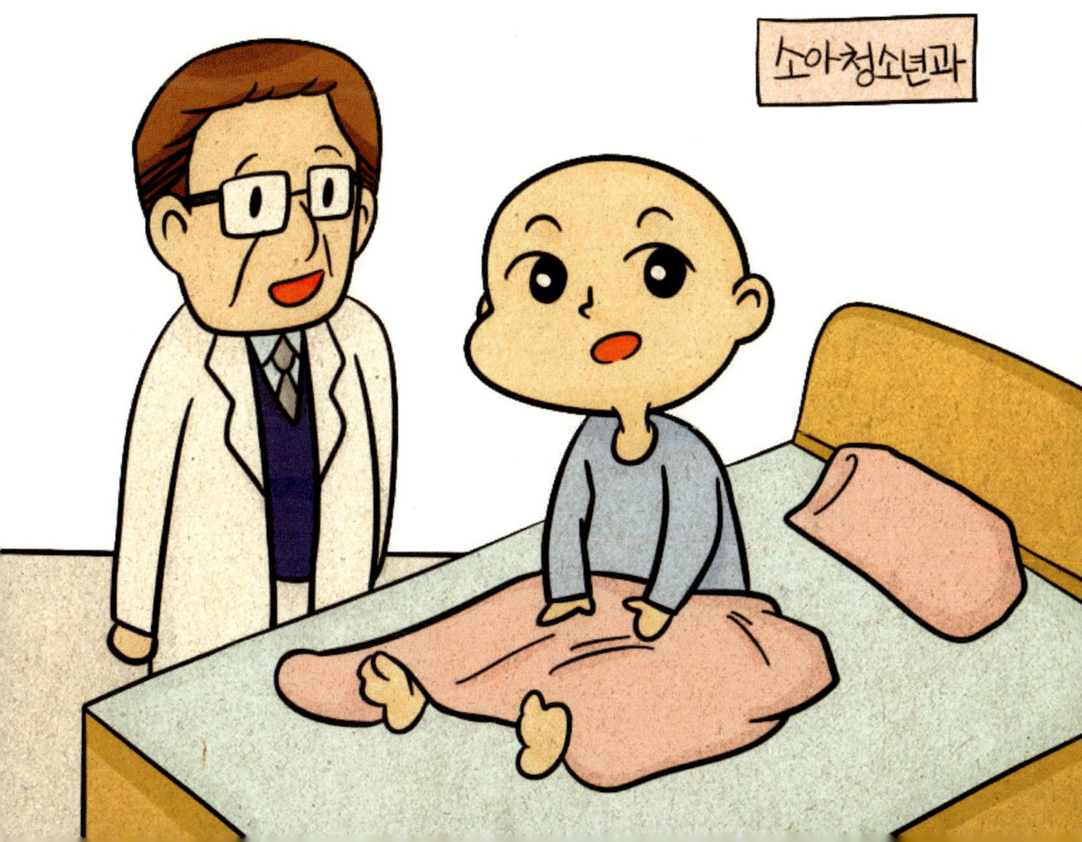

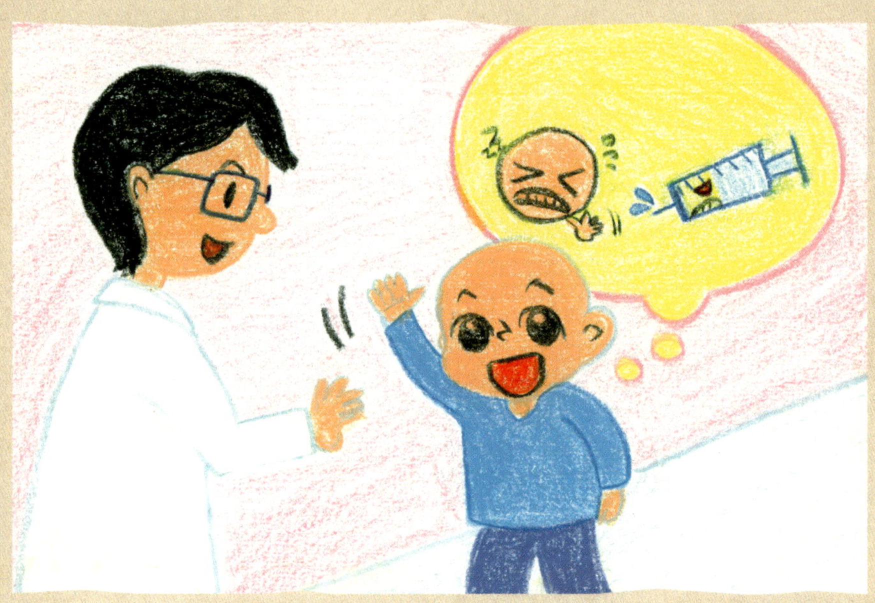

주치의 선생님이 케모포트라는 것을 하면 항암치료 중 매번 바늘에 찔리는 아픔이 없다고 엄마에게 설명하는 것을 듣고, 벌써 여러 번 바늘에 찔려 봐서, 아프지 않다는 말에 얼른 하겠다고 하였다. 저녁에는 내일 수술 때문에 또 금식을 했다. 이번에는 머리를 깎지 않아서 다행이다.

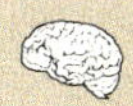 # 중심정맥관 확보

여러 가지 X-ray, CT/MRI 촬영, 혈액 검사 등 지루한 진단 과정이 끝나고 조직검사 결과가 나온 후 치료에 관한 동의서 모임을 가질 때면, 항암치료에 필요한 중심정맥관 삽입에 대한 설명이 빠지지 않습니다. 예전에는 그냥 팔의 정맥 천자로 얻은 혈액으로 각종 혈액 검사를 하고 항암제도 정맥으로 주입하고, 또 수혈이나 항생제, 수액 등 환자에게 필요한 많은 것을 말초정맥 혈관을 사용해 공급했습니다. 그러므로 팔목, 손등 심지어 발등까지도 정맥 천자로 인해 만신창이가 되기 일쑤였습니다. 이로 인한 고통은 환아로 하여금 병원생활에 두려움을 갖게 하는 가장 큰 원인이 되었고, 이를 지켜보는 엄마들과 의료진, 특히 혈액검사를 주로 하는 수련의사와의 갈등은 계속되어 왔습니다. 그러므로 중심정맥관 설치는 이런 문제를 해소하는 데 큰 기여를 하였습니다. 중심정맥관 삽입은 심장으로 가는 대정맥에 관을 삽입하는 시술로 중심정맥관을 삽입하면 말초혈관주사를 이용하지 않고, 항암제, 수혈, 영양제 등을 직접 환자에게 공급할 수 있고, 필요에 따라서는 혈액 검사도 할 수 있어 매번 바늘에 찔리는 아픔이 없습니다. 현재 크게 두 가지 방법으로 중심정맥관을 설치하고 있습니다.

오른쪽(때에 따라서는 왼쪽) 가슴 부위 피부 바로 밑에 동전만 한 크기의 동그란 포트를 설치하고 이에 연결된 관의 끝은 심장에 가까운 큰 정맥 안에 삽입해 두는 장치입니다. 이 포트로 수혈, 항암제, 수액 등을 수시로 공급할 수 있고, 필요한 경우 채혈도 가능하므로 정맥혈관 천자의 횟수를 줄여 줍니다. 관의 끝 부분이 피부 밖으로 나와 있지 않으므로 퇴원 후에도 관리가 비교적 수월하고 환아가 목욕하는 데도 지장이 없습니다. 다만 피부 밑에 심어져 있어서 정맥주사가 필요할 경우에는 피부를 찔러서 관을 이용한다는 점이 조금 단점이지만, 한 번 바늘Huber needle을 꽂으면 1주일간 사용할 수 있기 때문에 기존의 정맥주사보다는 편리합니다. 또한 바늘을 꽂을 때 피부마취연고를 이용하면 통증도 거의 느끼지 않을 수 있어 더욱 편리합니다. 한 달 이상 사용하지 않을 때에는 한 달에 한 번씩 헤파린을 넣은 수액을 포트에 넣어서 관이 막히지 않도록 예비 조치를 해야 합니다. 케모포트는 항암치료가 끝날 때까지 또 필요시 그 이상 오래 유지하게 되므로 이에 대한 적절한 관리가 필수입니다. 포트 주위가 빨갛게 되거나 통증 또는 고름이 생기거나 아니면 관이 피부 밖으로 튀어나오거나 하는 등의 일이

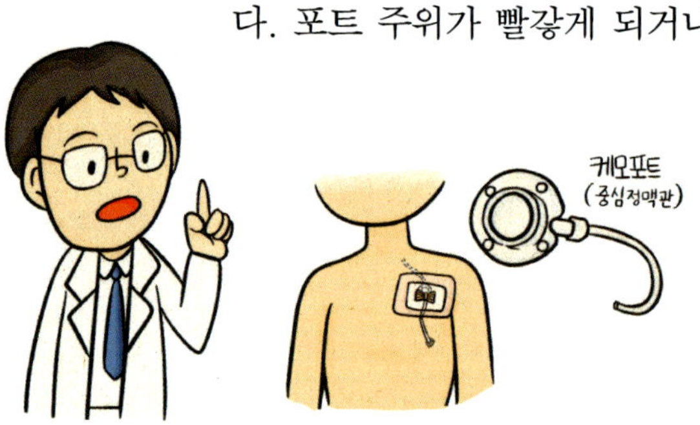

생기면 즉시 병원에 연락해 치료를 받아야 합니다. 이런 경우 감염의 상태에 따라서 항생제 투여만으로 치료가 될 수도 있지만, 때에 따라서는 수술적으로 케모포트를 제거해야 할 수도 있습니다.

케모포트

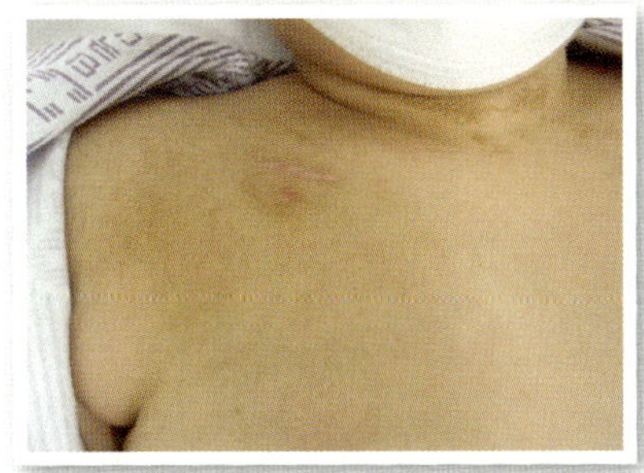
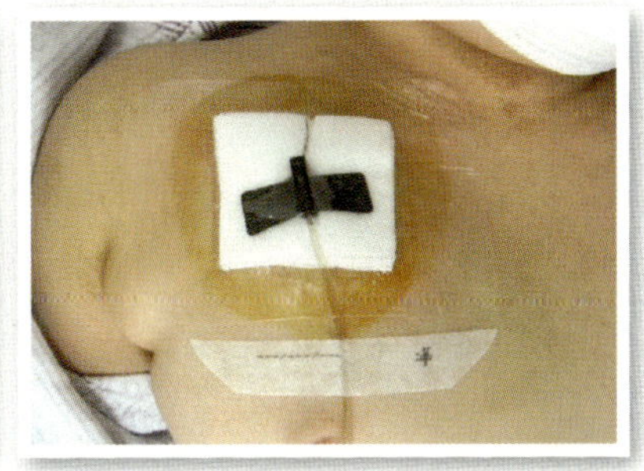

후버바늘을 넣기 전으로 피부 밖으로 노출되어 있지 않다.

후버바늘을 피부를 통과하여 케모포트에 넣은 후 거즈로 소독을 한 후의 상태이다.

히크만카테터Hickman cathether

히크만카테터는 케모포트와 달리 정맥 안으로 삽입된 관의 한쪽 끝이 피부 밖으로 나와 있는데 대개 이중 또는 삼중관으로 되어 있어 고용량항암요법, 자가조혈모세포이식 등 한 번에 여러 가지 약제들을 투여하여야 하는 경우에 사용합니다. 케모포트보다 감염 가능성이 높아 가슴 밖으로 노출된 관 부위를 철저히 소독해야 합니다. 환자는 샤워 등의 전신 목욕은 삼가고 노출된 관의 끝부분은 항상 잠금 상태를 유지하여 혈액의 역류를 막아주어야 합니다. 카테터는 일주일에 1~2회 소독해야 하고 헤파린캡도 1주에 한 번은 갈아주어 관이 막히지 않도록 각별히 신경을 써야 합니다. 감염의 우려 이외에 가끔 관에 금이 가거나 피부에 삽입된 관이 밖으로 빠져나오는 경우가 생기는데 이때는 반드시 의료진의 처치를 받아야 합니다.

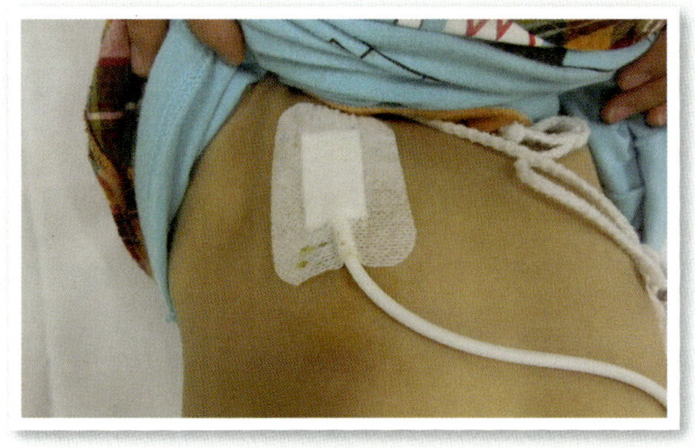

히크만카테터
히크만카테터가 피부 밖으로 노출되어 있다.

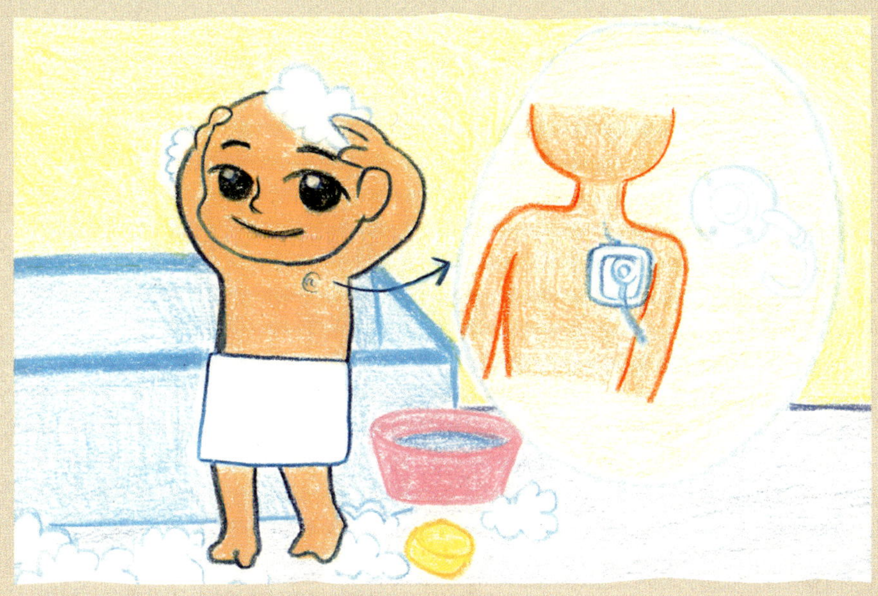

아침 일찍 수술방에 들어갔다. 깨어나 보니 오른쪽 가슴에
수액줄이 달려 있었다. 좀 아프다고 했더니 진통제를 주셨
다. 병원에 있을 때에는 케모포트에 수액줄이 매달려 있지
만, 집에 갈 때는 수액줄도 빼고 간단다. 피부 밖으로 나와
있지 않아서 소독할 필요도 없고, 목욕도 할 수 있다니 정말
편할 것 같다.

일반적으로 암환자, 특히 말기 환자의 70%가 통증을 경험하는데 흔하지는 않지만 소아뇌종양 환아에게도 통증은 다양하게 발생합니다. 성인은 암 자체와 또 그 치료의 부작용으로 오는 통증의 강도가 정신적인 스트레스와 겹쳐 소아보다 더 심하게 나타나고 오래 지속될 수 있지만, 소아, 특히 어린아이들에게는 주로 수술, 피하주사 그리고 다양한 검사(척수천자, 골수검사) 때 순간적으로 오는 통증이 오히려 더 많은 편입니다. 뇌종양 환아에게 오는 통증의 특이한 점은 대개 뇌압 상승과 관련된 두통을 말합니다. 이런 경우에는 흔히 사용하는 진통제보다는 스테로이드를 사용하여 종양 주위의 부종을 줄이면 두통도 해소되는 경우가 많습니다.

🌱 통증의 원인

뇌종양 자체로 오는 두통, 수술 및 검사 때 오는 통증, 그리고 치료제에 의한 장단기 부작용으로 발생하는 통증 등 다양합니다. 항암요법으로 오는 구강궤양이 가장 심한 통증을 일으키고, 또 항암치료에 의한 면역력의 저하로 생기는 대상포진 또한 심한 통증을 가

겨올 수 있습니다. 약물 중 빈크리스틴은 장(대장)에 마비를 일으켜 변비와 더불어 심한 복통을 초래하기도 합니다. 항암제 정맥주사 시 항암제가 피부로 새면 심한 통증을 가져옵니다. 뇌에 방사선을 받으면 피부에 피부염이 생기고 구강염도 생겨 통증을 초래하기도 합니다. 이 외에도 오래 누워 있는 환자는 욕창으로 인한 통증이 있고, 근육통, 관절통 등 다양한 원인이 있습니다.

🌱 통증의 분류와 치료

통증은 극히 주관적인 것이기 때문에 같은 통증이라도 사람마다 다르게 느낄 수 있어 그 심한 정도를 판단하는 것은 그리 쉬운 일은 아닙니다. 국제보건기구에서는 통증을 강도에 따라 3단계로 구분합니다. 1단계 통증은 제일 약한 통증인데 해열진통제인 타이레놀, 아스피린, 이부프로펜, 나프록센 등의 경구약으로 간단히 치료합니다. 이들 약제의 부작용은 대체로 경미한 수준인데 가벼운 위염 증상, 간 기능 수치의 변화를 가져올 수 있습니다. 다만 아스피린 등은 혈소판 기능을 떨어뜨려 출혈의 우려가 있으므로 수술 환자나 혈소판 수치가 떨어진 환자에게는 금물입니다. 2단계 통증은 중증도 통증인데 비교적 약한 모르핀제인 코데인이나 옥시코돈 등이 포함된 경구약을 사용하여 통증을 해소시켜 줍니다. 3단계 통증은 제일 심한 통증을 말하는데 마약성 제제인 모르핀 정맥주사를 필요로 합니다.

  이런 마약성 제제 중 엠에스콘틴MSContin이나 메사돈Methadone은
그 진통 작용이 서서히 나타나 서방형이라고도 부릅니다. 또 피부
에 붙여서 약물이 피하로 서서히 스며들게 하는 펜타닐Fentanyl 패
치가 있는데 주사를 필요로 하지 않고 2~3일에 한 번씩 갈아 붙여
주면 충분하기에 집에서 엄마가 쉽게 사용할 수 있어, 특히 소아에
유용합니다. 또한 모르핀제의 효과를 높이기 위해 여러 가지 진통
보조제를 병행해 사용할 수도 있습니다. 흔하게 사용되는 진통보조
제로는 근육이완제, 신경차단제, 항우울제, 항경련제, 스테로이드,
항히스타민제 등과 국소 마취제인 엠나크림Emla cream이 있습니다.
엠나크림은 아이들이 두려워하는 골수검사, 척추천자를 하기 전 검
사할 부위에 발라주어 피부를 마취시키는 마취연고제입니다. 그리
고 통증을 완화시킬 목적으로 방사선치료, 수술(종양의 부분제거), 항
암요법이 사용되는 경우도 있는데, 종양
의 크기를 줄이면 통증이 감소될
수도 있기 때문입니다. 한편으
로는 마사지, 지압, 냉찜질, 온
찜질, 기분전환, 상상요법 등의
민간요법도 보조적인 역할을
합니다.

🌱 모르핀 제제의 내성

대부분의 엄마들이 모르핀은 중독성이 있다는 것을 알기 때문에 아이가 고통을 호소해도 모르핀은 사용하지 않기를 원합니다. 하지만 아이의 통증을 해소시켜 아이에게 편안함을 주고 정상생활을 하게 만들어주는 것이 치료에도 큰 도움이 됩니다. 또한 항암치료 중 마약성 제제의 사용으로 마약 중독이 오는 예는 1만 분의 1도 되지 않습니다. 간혹 모르핀 제제를 계속 사용하면 내성이 생겨 그 용량을 올리는 경우가 있으나, 이는 내성이 생기는 것이지 마약 중독이 되는 것을 의미하지는 않습니다. 한 가지 주의할 점은 통증이 없어지고 더 이상 모르핀제의 사용이 필요 없을 때는 바로 약을 멈추지 말고 서서히 용량을 줄여서 끊어야 부작용이 없습니다.

🌱 모르핀제의 부작용

구역질, 구토, 가려움증, 변비가 올 수 있고, 환자가 졸리거나 호흡수가 떨어지기도 합니다. 이런 부작용이 심할 경우는 주치의에게 문의하여 적절한 처방을 받아야 합니다. 특히 병상에 오래 누워 있는 환아들에게는 변비의 부작용이 가장 흔하게 오므로 모르핀제의 복용과 함께 변비약을 미리 먹이기도 합니다.

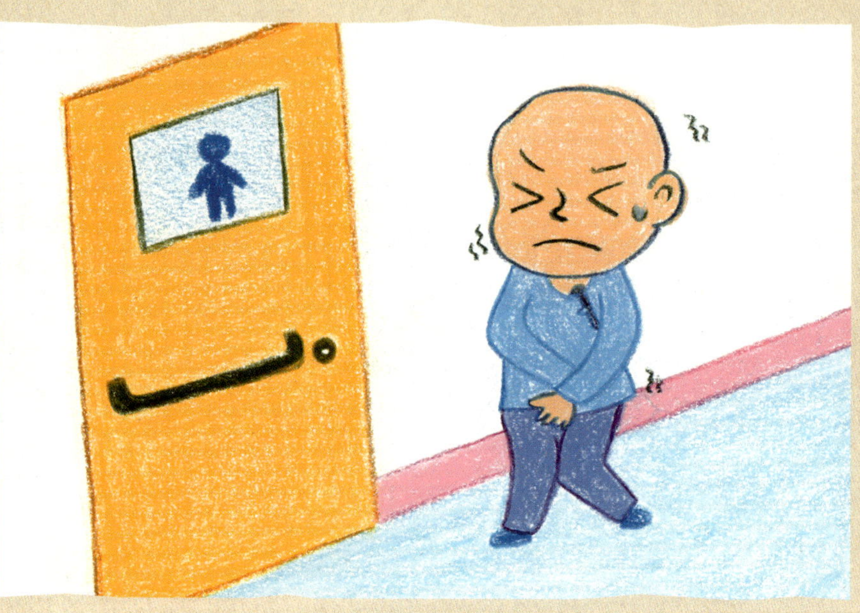

첫 번째 항암제 투여를 하는 날이다. 항암제 중에 콩팥에 손상을 줄 수 있는 약들이 있어서 3시간마다 소변을 보러 가기로 했는데, 그러기도 전에 계속 소변이 마려웠다. 소변을 자주 보는 것을 확인하신 주치의 선생님은 잘한다고 칭찬하셨다.

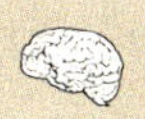 ## 뇌종양의 치료 3 - 항암화학요법

🌱 항암화학요법

항암화학요법은 약물로 암세포를 파괴하는 치료인데 역사적으로 수술과 방사선치료가 시작된 지 훨씬 후에나 소개된 비교적 새로운 뇌종양 치료 방법의 하나입니다. 약물은 대개 정맥에 주입하지만 간혹 경구용(입으로 복용)도 있고, 또 요추천자를 통해 직접 척수액 속으로 주입시키는 방법도 있습니다. 항암요법은 예전엔 한 가지 약제만 사용하였지만 근래에는 여러 가지 약제를 같이 사용하는 병합

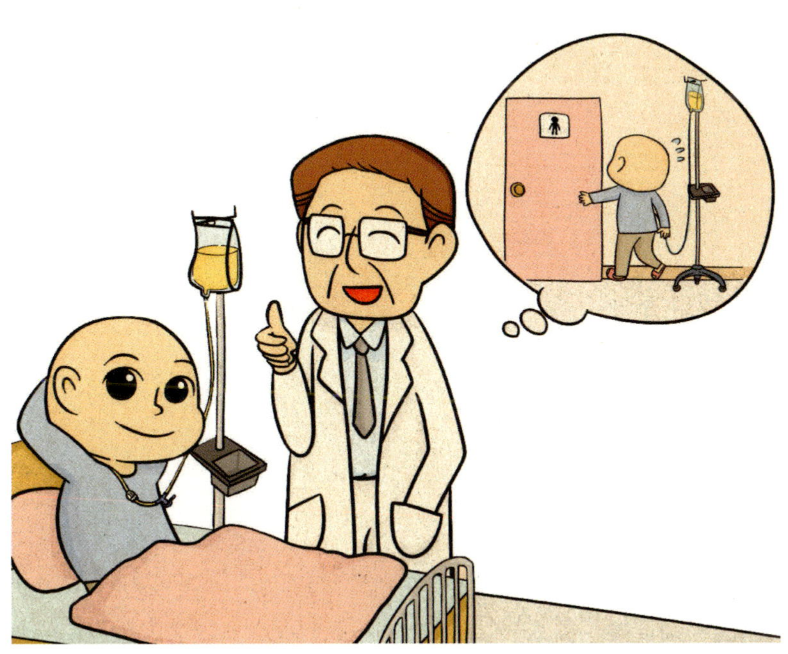

항암화학요법Combination chemotherapy이 주를 이루고 있습니다. 이는 여러 약물을 함께 사용하면 종양의 약물에 대한 저항성을 감소시켜 더 많은 항암효과를 얻기 때문입니다. 약물의 종류와 투여 방법은 종양의 종류와 환자의 연령에 따라 결정됩니다.

약물의 투여 목적도 종양의 성격에 따라 차이가 있습니다. 예를 들면 수모세포종이나 배아세포종 등은 약물에 대한 반응이 좋기 때문에 항암요법으로 방사선 용량을 줄이고 재발방지 목적에 사용하고, 저등급교종 등 비교적 서서히 자라는 종양에서는 방사선치료 시기를 뒤로 미루기 위해서 사용됩니다. 특히 방사선치료로 뇌의 손상이 가장 심하게 나타나는 3세 이하의 영유아들에게는 항암요법이 방사선치료를 대체하거나 4세 이후로 연기할 목적으로 쓰입니다. 보통 항암요법은 수술 후에 방사선치료와 병행하거나 방사선치료가 완료된 후에 사용합니다. 하지만 수술에 의한 종양적출이 불가능한 경우엔 항암치료를 먼저 사용하여 종양의 크기를 감소시켜 수술이 가능하게 만들어 줄 때도 있습니다.

소아뇌종양에 사용되는 많은 약제는 처음 시험 단계에서는 단일약제로 사용하면서 치료 효과를 검증하지만, 실제 임상치료에 있어서는 단일 약제를 사용하는 예는 거의 없고, 대부분 몇 가지 약제를 병합해서 프로토콜 형식으로 사용하게 됩니다. 이렇게 병합요법을 사용하는 이유는 여러 약의 복합으로 항암 효과를 극대화하고 또 부작용도 겹치지 않게 하기 위함입니다. 또한 뇌종양 치료약의 선

택은 이 약이 소위 혈액뇌장벽Blood-Brain Barrier, BBB을 무사히 통과
해서 뇌종양 세포에 다다를 수 있는지 여부입니다. 약물이 아무리
항암 효과가 뛰어나도 정맥으로 주입된 약물이 뇌종양 세포를 찾아
가지 못한다면 그 항암 효과를 기대할 수 없기 때문입니다. 혈액뇌
장벽을 통과하려면 약물의 분자량이 낮아야 하고 또 지용성이어야
합니다. 문제는 많은 약제들의 분자량이 높고 수용성인 것이 많기
때문에 혈액뇌장벽을 잘 통과하지 못한다는 사실입니다.

🌱 주로 쓰이는 약제

뇌종양 치료에 사용하는 주요 항암제는 다음과 같습니다.

01) 플라티눔제제 시스플라틴Cisplatin 카보플라틴Carboplatin

정맥주사용으로 세포의 분열주기에 관계없이 암세포의 성장을 막
아주는 알킬화제로 보편적인 항암제입니다. 수모세포종, 배아세포
종, 악성영아뇌종양, 교종 등에 특히 효과가 있습니다. 하지만 구
토증은 항암치료 부작용의 대명사가 될 정도로 심해 모든 항암치료
환자가 두려워합니다. 또한 청력 저하, 신장독성, 말초신경병변 그
리고 골수기능 저하로 혈액수치가 떨어집니다. 이 중 카보플라틴은
특히 혈소판 수치를 오랫동안 떨어뜨려 환자는 약물 투여 후 4~6

주간의 회복 기간이 필요합니다. 오심, 구토 등의 부작용이 극심하지만 그 약효가 뚜렷하여 뇌종양 치료에 많이 사용됩니다.

02) 에토포사이드 Etoposide, VP-16

정맥주사용과 경구용이 있으며, 세포 분열을 정지시키는 작용으로 항암 효과를 일으키고, 지용성이지만 분자량이 높아 혈액뇌장벽을 잘 침투하지는 못합니다. 많은 소아뇌종양치료에 사용되는데 특히 수모세포종, 원시신경외배엽종, 배아세포종 그리고 악성 영아뇌종양 치료에 병합제제로 흔히 쓰이고 있습니다. 가끔 환자에게 특이반응을 일으켜 혈압저하를 가져오는 경우가 있어 주의를 요합니다. 흔한 단기 부작용으로 오심, 구토, 구강염, 설사, 골수기능 저하 등이 있고, 아주 드물지만 장기 부작용으로 백혈병 등 다른 2차 종양을 유발합니다.

03) 싸이톡산 Cyclophosphamide과 아이포스파마이드 Ifosfamide

알킬화제로 정맥주사용이나, 싸이톡산은 경구용 제제도 간혹 쓰이고 있습니다. 대부분의 소아뇌종양(수모세포종, 원시신경외배엽종, 고등급교종, 배아세포종)에서 효과를 보이며 다양한 병합요법에서 거의 빠짐없이 고정적으로 이용되고 있습니다. 부작용 또한 심한 편인데 구토, 골수기능저하 등 흔한 부작용 이외에 특이하게 출혈성 방광염을 일으킵니다. 출혈성 방광염에 대한 예방과 치료에는 충분한 수분 공급과 메스나Mesna® 약제가 사용되고 있습니다. 남자는 정자 형성에 영향을 끼쳐 가임 기능을 저하시킬 수도 있습니다. 아이포스파마이드는 신장 독성이 강합니다.

04) 빈크리스틴 Vincrisine

세포분열주기에 세포분열을 정지시켜 항암 효과를 얻는 주사용 약물입니다. 만일 약물이 혈관 주변으로 새어 나오면 주사 부위의 피부에 심한 염증을 일으켜 괴사를 유발하므로 약물 투여 시 특별히 조심하여야 합니다. 혈액뇌장벽 침투가 잘 되지 않아 단독 약제로 사용되기보다는 다른 약물과 병합해서 사용되고 있습니다. 수모세포종, 저등급교종, 악성 영아뇌종양에 자주 사용됩니다. 부작용으로 탈모, 턱의 통증, 변비, 말초신경병변이 흔합니다. 드물게 항이뇨호르몬 과다분비가 올 수 있어 저나트륨혈증 혹은 수분 중독을 초래하기도 합니다.

05) 테모달 Temozolomide

비교적 근래에 개발된 약으로 경구용으로 사용되고, 부작용이 아주 경미하여 오심, 구토, 간기능 수치가 올라갈 수가 있지만 큰 문제는 없습니다. 집에서도 간편히 사용할 수 있어 환자로부터 많은 환영을 받고 있습니다. 최근에는 방사선치료와 병행해서 사용되기도 하고 다른 약물들과 병합해서 고등급교종(교모세포종, 악성 성상세포종) 치료에도 이용되고 있습니다.

06) 나이트로소유리아 (로무스틴, 카무스틴)

혈관 주사용으로 시스플라틴과 같이 알킬화제로 분류되는데 지용성 약물이고 낮은 분자량을 갖고 있어 혈액뇌장벽을 쉽게 침투합니다. 현재 로무스틴CCNU이 카무스틴BCNU보다 더 많이 사용되고 있는데 고등급교종 치료에 사용되어 왔고, 특히 CCNU는 빈크리스틴과 병합해서 수모세포종에도 많이 사용되어 왔습니다. 부작용으로 오심, 구토, 골수억제 그리고 드물게 신장 독성과 심각한 부작용인 폐섬유화증Pulmonary fibrosis을 가져오기도 하여 최근의 병합요법에는 자주 쓰이지 않습니다. 골수기능저하가 지속되어 보통 4~5주의 회복 기간이 필요합니다.

07) 아큐테인 Cis–Retinoic acid; Acutane

여드름 치료에도 쓰이는 비타민A 제제로 경구로 사용하며 고용량 투여로 항암 효과를 노립니다. 수모세포종, 교종 등에서 단독 약제보다는 다른 항암약제로 먼저 치료한 후에 사용하여 종양세포를 성숙시켜 주므로 종양세포의 악성도를 낮추어 주는 역할을 합니다. 부작용으로는 경미한 피부반점, 광과민성 그리고 구강점막을 마르게 합니다.

08) 아바스틴Avastin

최근 개발된 항암제로 세포분열을 억제하지 않지만 종양의 침윤 및 성장에 필요한 신생혈관생성을 억제하는 효과가 있습니다. 고등급교종, 특히 교모세포종에서 테모달과 병합하여 사용되고 있습니다. 부작용은 거의 없지만 상처치유가 지연될 수 있으므로 수술 직후에는 사용하지 않습니다.

09) 탈리도마이드Thalidomide

아바스틴보다 먼저 개발된 신생혈관생성억제제이며 정신과에서 오심 완화 및 진정제로 사용되던 약제입니다. 최근에는 뇌간교종과 고등급교종에서 테모달과 병합요법으로 사용되었습니다. 부작용으로는 졸음, 피부염, 골수기능저하 등이 올 수 있지만 다른 항암제와 달리 심하지 않습니다.

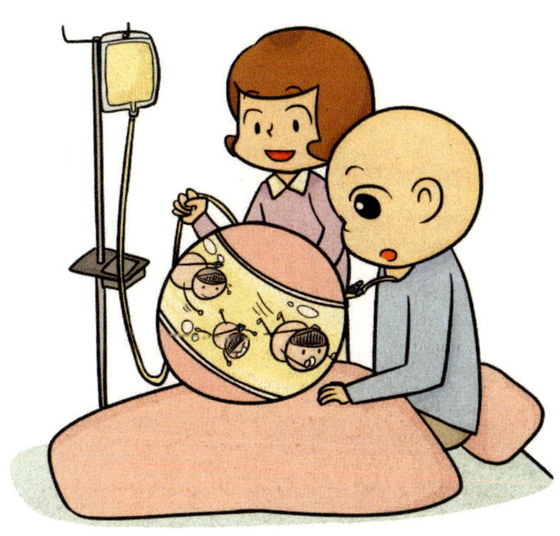

제목　항암제 둘째 날

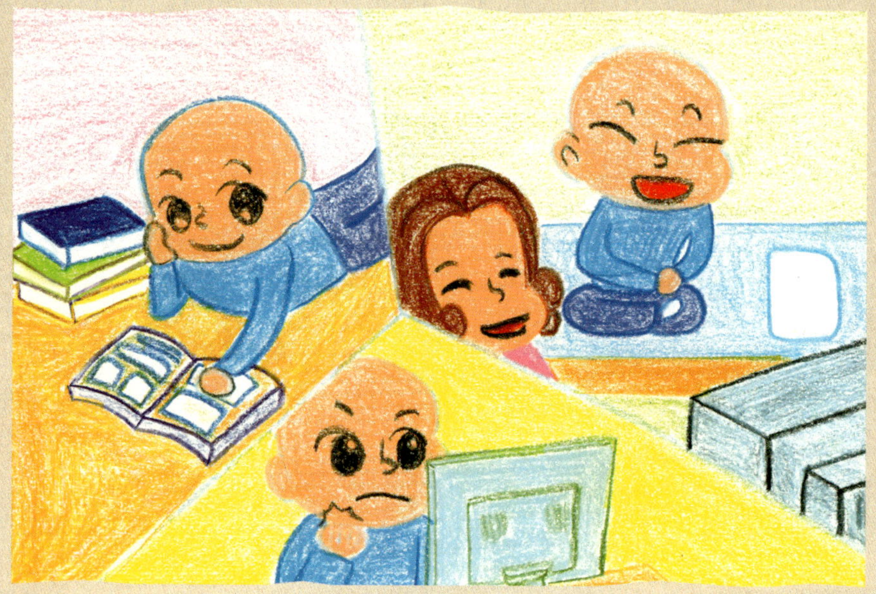

2일째에도 별문제 없이 항암제 투여를 받았다. 앞 침대에 있는 중학교 1학년 형도 항암제를 받고 있는데, 아침부터 계속 토하고 있다. 나는 구토가 없지만 형이 자꾸 구역질을 하니 나도 구역질이 날 것 같다. 선생님이 내가 하고 싶은 일을 하라고 하셔서, 하루 종일 컴퓨터 게임을 하고 만화책과 텔레비전을 봤다.

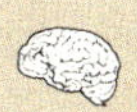

치료 시 지지요법 2 - 영양관리

지루하게 계속되는 병원생활에서 부모들의 가장 큰 걱정거리 중의 하나는 아이의 식욕 부진일 것입니다. 또 이로 인한 엄마와 환아 사이의 갈등과 신경전은 입맛이 없어 음식을 먹지 못하는 아이와 억지로라도 음식을 조금이나마 먹게 하려는 엄마 모두를 더없이 피곤하게 합니다. 뇌종양 자체가 주는 신체적 고통과 이에 필요한 치료 과정 중에 수술, 방사선, 항암제 투여 등의 모든 치료 방법이 식욕 부진의 원인이 됩니다. 그리고 이에 못지않게 뇌종양으로 인한 정신적인 스트레스도 입맛을 없애 버리기에 충분합니다. 좋은 영양 상태는 환자에게 정신적으로나 신체적으로 암치료에 긍정적인 효과를 가져옵니다. 단백질의 섭취는 손상된 세포를 복원시키고 신체를 튼튼하게 만들어 주며, 탄수화물과 지방의 섭취는 필요한 에너지를 공급해주며 비타민과 무기질도 우리 몸에 윤활유 역할을 해주는 빼놓을 수 없는 영양분입니다.

다행인 것은 아무리 힘든

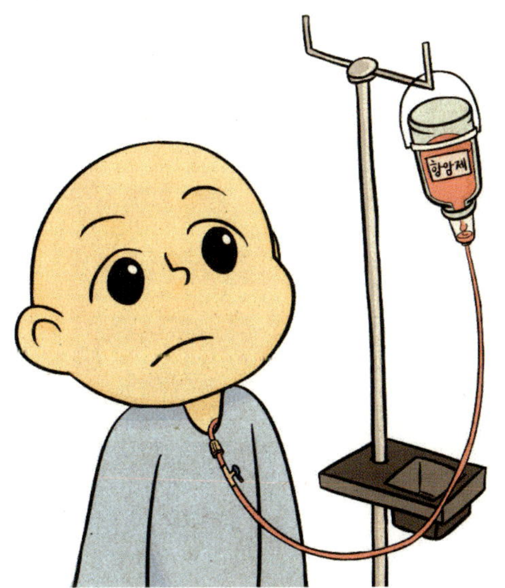

항암치료 중이라도 주기적으로 식욕회복은 오기 마련이고, 또 아이가 선호하는 음식은 비교적 섭취가 수월하기 때문에 환아 엄마들의 노력과 인내, 그리고 영양사의 도움으로 아이의 영양 상태를 어느 정도 유지해 주는 것이 아주 불가능한 일은 아닙니다. 무엇이 몸에 좋다고 들으면 엄마들은 아이에게는 낯선 음식이지만 억지로라도 먹이려는 경향이 있습니다. 또 어느 음식이 칼로리가 많다 하면 그것을 꼭 찾아 먹이기도 합니다. 하지만 아이의 영양을 생각하면 평소에 늘 먹던, 아이가 좋아하는 음식을 골고루 섭취시키는 것이 가장 바람직하고 효과적인 방법입니다.

01) 식사 시에 도움이 되는 원칙들

❶ 하루에 세 번 지정된 식사시간을 고수하기보다는 아이가 배고플 때 자유롭게 먹게 합니다. 가끔 적은 양의 음식을 수시로 먹게 하는 것도 좋은 방법입니다.

❷ 영양가 위주보다는 아이가 좋아하는 음식을 주로 하여 식단을 꾸밉니다.

❸ 입맛을 돋우기 위해 아이가 선호하는 조미료, 과즙 등을 사용해 음식을 조리합니다.

❹ 식사시간에는 마음의 안정을 갖도록 하는 것이 중요합니다. 아이와 다투지 말고 걱정거리가 될 이야기를 꺼내지 말고 또 음식을 억지로 강요하지 말아야 합니다. 식사시간은 좋아하는

가족들, 친구들과 함께하는 것도 좋고, 식사시간에 컴퓨터 게임이나 라디오, 텔레비전을 켜 놓는 것도 허용합니다.

❺ 식사 장소가 공부방이든 거실이든 침실이든 그 장소에 구애될 필요는 없습니다.

❻ 식사하는 동안은 채혈, 주사, X-ray 검사 등으로 방해를 해서는 안 됩니다.

❼ 때론 뉴케어, 엔슈어, 밀크셰이크, 그린비아 등의 고칼로리 유동식 중에서 아이가 선호하는 것을 골라 사용해 봅니다.

❽ 때론 식욕촉진제를 처방받아 복용할 수 있습니다.

02) 구강염 또는 구강궤양이 생겼을 때

❶ 항암치료의 부작용으로, 또는 바이러스, 세균, 곰팡이균 등의 감염으로 구강염이 흔히 생깁니다. 적절한 구강염 치료 및 치과 진료와 더불어 이 닦기, 가글 등으로 구강 내를 항상 청결하게 해야 합니다.

❷ 씹기 쉽고 삼키기 쉬운 부드러운 음식이나 유동식, 그리고 갈거나 으깨서 만든 채소, 고기 등을 먹게 합니다. 수프, 죽, 삶은 달걀, 으깬 감자, 바나나, 아이스크림, 시리얼, 오트밀 등도 먹게 해 봅니다.

❸ 씨투루스(오렌지, 자몽, 탄제린) 등의 신 과일과 거칠고 질긴 음식(감자칩, 마른 멸치, 북어, 건오징어)은 삼갑니다.

④ 음식은 부드럽게 될 때까지 잘 익히고, 먹을 때는 아주 잘게 잘라서 먹습니다.

⑤ 물, 주스, 소다, 우유 등은 빨대를 사용하여 마십니다.

⑥ 뜨거운 음식, 맵고 짠 음식은 피합니다.

⑦ 식사 전 입 안의 통증을 완화시키기 위해 구강 국소 마취약을 바를 수도 있습니다.

03) 메스꺼울 때

오심(메스꺼움)은 보통 구토를 동반하는데 항암치료가 가장 큰 원인 이지만 그 외의 다른 신체적 질환이나 정신적인 이유로 오심이 올 수 있습니다.

❶ 음식은 적은 양을 수시로 줍니다. 기름진 음식, 튀김 등은 삼 갑니다.

❷ 음식 냄새가 가득한 부엌은 피하고 환기가 잘 되어 역겨운 냄

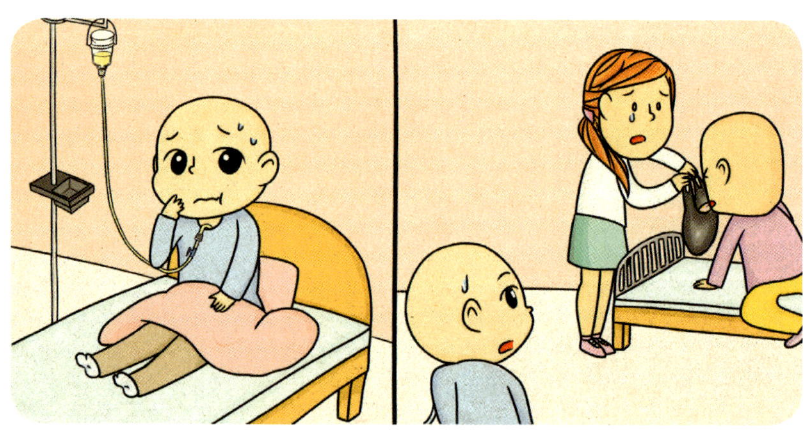

새가 나지 않는 방에서 식사를 하게 합니다. 그리고 음식을 너무 강요하지 말아야 합니다.

❸ 더운 음식은 식혀서 주고, 소다, 우유, 주스 등은 차게 해서 줍니다.

❹ 근래에 생강이 오심을 덜어주는 데 효과가 있다고 보고되었습니다. 그리고 배멀미 방지에 사용하는 손목밴드도 사용해 볼 수 있습니다. 물론 의사의 처방으로 필요에 따라 항구토제를 사용합니다.

04) 구토로 고생할 때

뇌종양 환자의 구토는 항암치료의 부작용 이외에 종양에 의한 뇌압 상승으로 오는 때도 있습니다. 그래서 구토의 원인을 먼저 밝혀내야 합니다. 구토가 지속되면 환아는 당장 아무것도 먹지 못하고 마시지도 못합니다. 구토의 원인에 특이한 것이 없으면 항구토제를 사용하고 혈관주사로 수액, 영양제를 공급해 줍니다. 일단 구토 증상이 사라지면 물이나 맑은 유동식으로 조금씩 먹여 보고 점차 정상적인 음식으로 옮겨 갑니다.

05) 설사

항암제로 치료받는 환자에서 설사는 과식, 장염, 항생제, 식중독 등 일반적인 원인 이외에 특정 항암제의 부작용 등으로 올 수 있습니

다. 설사가 심해지면 탈수 현상과 전해질 이상 등 심각한 증상을 초
래할 수 있습니다. 임의로 지사제를 사용하지 말고 항상 주치의와
상의하여야 합니다.

❶ 설사가 나면 우선 충분한 수분 섭취가 필수입니다. 그리고 염
분과 칼륨의 섭취도 필요합니다. 물, 스포츠 음료, 수프, 죽
등의 유동식이 좋으며, 바나나, 사과 등의 과일은 장에 자극을
주지 않아 좋습니다. 또한 바나나, 배, 감자 등에 칼륨이 많이
함유되어 있습니다.

❷ 음식은 조금씩 나누어 여러 번 줍니다.

❸ 기름진 음식, 튀김류, 초콜릿, 탄산음료, 커피 등은 삼갑니다.

❹ 우유는 꼭 금물은 아니지만 유당알레르기가 있는 경우엔 주의
를 요합니다.

❺ 지나치게 뜨겁거나 찬 음식도 좋지 않습니다.

06) 변비

항암치료를 받으며 오래도록 음식물의 섭취도 별로 없이 병상생활
을 하는 많은 뇌종양 환아들에게 변비의 발생은 거의 피해 갈 수 없
습니다. 오랫동안 운동을 하지 못하고 병상에 누워 모르핀 종류의
진통제와 변비를 유발하는 빈크리스틴, 빈블라스틴 같은 약물을 받
는 경우엔 변비가 더욱 심하게 나타납니다.

❶ 수분을 충분히 섭취해 대변을 부드럽게 해주는 것이 좋습니다.

❷ 가벼운 운동은 변비를 해소하는 데 도움을 줍니다.

❸ 섬유소가 많이 포함된 보리, 콩, 빵, 시리얼 등과 과일, 채소류
의 음식이 좋습니다.

❹ 과일의 껍질에는 섬유질이 풍부하므로 과일을 껍질째 먹는 게
도움이 됩니다. 하지만 환아들은 잘 씻지 않은 과일을 껍질째
로 먹으면 감염의 우려가 있고, 또 과일에 묻어 있는 농약 등
의 해로운 물질을 먹을 수 있으므로 주의가 필요합니다.

❺ 매일 아침, 일정 시각에 변을 보는 습관을 갖는 것이 편합니다.

❻ 주치의와 상의해 변비약을 복용해 보고, 심한 경우엔 관장이
필요한 때도 있습니다.

07) 체중 증가

섭취하는 음식의 분량과는 무관하게 과다하게 체중이 늘어나 뚱뚱
해지는 경우가 있습니다. 이런 경우는 보통 약물의 부작용, 특히 스
테로이드 때문에 흔히 생깁니다. 뇌종양 환아들은 뇌압 상승을 예방
또는 치료할 때 스테로이드를 오래 복용하게 되고 간혹 방사선치료
를 받는 중에 뇌의 부종 치료를 위해, 그리고 때론 항암제를 투여받
을 때 구토를 예방하기 위해 스테로이드를 처방받게 됩니다. 스테로
이드를 먹는 환아들은 식욕이 너무 좋아져 실제로 많은 열량을 섭취
하고, 체내에 지방과 수분이 축적됩니다. 따라서 염분 섭취를 줄이고
이뇨제 등을 처방받아 혈압을 낮추어야 하는 경우도 간혹 생깁니다.

08) 격리식이 필요한 경우

흔히 말하는 격리식이란 환자의 면역성이 심각하게 떨어져 감염의 우려가 클 때 모든 균의 감염으로부터 환아를 보호하는 차원에서 만드는 무균 상태의 음식을 말합니다. 보통 조혈모세포이식을 받는 전후에 사용하는데 면역 기능과 백혈구 수치가 어느 정도 회복될 때까지 계속 사용됩니다. 그러므로 이들 환자에게는 특별히 신선한 재료를 사용하여 청결한 환경 속에서 고온 처리된 음식을 주어야 합니다. 주식은 물론 간식까지도 전자레인지에 데워 먹어야 안전합니다. 이때 생야채, 생과일, 생우유, 생크림, 치즈, 아이스크림, 건어물, 생선회, 젓갈 등은 삼갑니다. 김치 특히 숙성되지 않은 겉절이는 금지합니다.

그러나 일반 항암제를 투여하는 환자에게까지 병원에서 공급하는 격리식을 먹일 필요는 없습니다. 단지, 항암제에 의해 골수 억제가 되어 감염에 취약하기 때문에 세균이나 기생충 등에 오염되지 않은 음식을 먹는다고 생각하시면 됩니다. 그래서 음식을 청결하게 조리하는 것이 중요합니다. 익힌 음식이라도 외부에서 파는 음식이라면 한 번 정도는 전자레인지에 다시 조리하는 것이 좋습니다. 그리고 되도록 어머니가 집에서 청결하게 조리한 음식을 주는 것이 좋습니다.

09) 암을 예방하는 데 좋은 음식?

뇌종양 치료 중에 대부분의 엄마들은 아이들이 습관대로 먹던 음식 이외에 암에 좋다는 음식을 찾느라 고심하면서, 많은 건강식품, 그리고 여러 종류의 비타민 제품 이외에도 선식, 잡곡가루 등 아이가 구경도 못했던 음식을 찾아내어 먹이려 합니다. 이런 생소한 것들이 아이의 입맛에 맞기를 바라는 것은 무리이며, 또 늘 먹었던 일반 음식과 대체하게 되면 기본적인 영양 섭취가 부족하게 되어 오히려 암 지료에 나쁜 영향을 줄 수도 있습니다. 암 발생과 음식물 섭취와의 상관관계는 참으로 복잡하며 아직 규명되어야 할 점이 많습니다. 많은 엄마들이 기억해야 할 것은 지금 우리 아이가 이미 암에 걸려 치료를 받고 있는 것이지, 암을 예방하려고 병원 치료를 받고 있는 것이 아니라는 사실입니다. 즉, 암 치료 중엔 평소 습관대로 골고루 뭐든지 잘 먹는 것이 가장 중요합니다.

암은 유전자 결함 이외에 발암물질의 노출에 의해 발생하므로 가능한 한 발암물질이 포함된 음식물은 피해야 하고, 반대로 항암물질이 포함된 음식은 많이 섭취하는 것이 좋습니다. 문제는 아직도 어느 음식이 발암물질을 포함하고 있고, 어느 음식물이 항암물질을 포함하고 있는지에 대해 많은 논란이 있다는 것입니다. 일반적으로 암 예방에 좋은 음식/식품으로 대한암예방학회(www.kscp.or.kr)가 추천하는 음식재료들을 참고할 수 있습니다. 곡류나 콩류 중엔 현미콩밥, 잡곡, 미강(쌀겨), 율무, 콩, 작두콩 등이 있고, 채소류에는 녹

황색 채소, 케일, 브로콜리, 새싹채소, 배추, 콜리플라워, 양배추, 신선초, 시금치, 미나리, 곰취, 고추, 가지, 호박, 부추, 쑥, 토마토, 도라지, 당근, 고구마, 마늘, 생강, 양파 등이 있습니다. 또 과일류로는 딸기, 포도, 배, 머루 등인데 이 중 딸기나 포도 등은 잘 씻을 수 없으므로 혈액수치가 낮거나 격리식을 요하는 환자에게는 권장하지 않습니다. 채소나 과일엔 항산화작용을 하는 비타민, 특히 A, C, E 등과 면역력을 증가시켜 주는 요소들이 풍부합니다. 또 어류, 해조류로는 등푸른생선, 새우젓, 다시마, 미역, 김을 권장합니다. 등푸른생선은 꽁치, 고등어 등을 말하는데 오메가-3 지방산이 풍부해 항염증작용이 있고 암 발생도 저하시킨다는 보고가 있습니다.

기타 김치, 된장, 버섯, 들깨, 유산균 음식, 요구르트, 차가버섯, 마씨, 올리브오일, 인삼, 감초, 녹차 등이 있습니다. 김치는 대표적인 발효식품으로 종합면역증강음식으로 알려져 있고, 몇 년 전 조류 독감이 중국 등 많은 나라에 창궐할 때 한국 국민들이 별로 피해를 보지 않은 것은 김치 때문이라는 설도 있습니다. 그리고 녹차는 아직 암을 예방한다는 결론은 나지 않았지만, 항산화작용과 함께 우리 몸의 T-cell 면역세포를 활성화하여 면역체계를 강화해주는 것으로 알려졌습니다. 채소를 많이 먹으면 림프종이나 백혈병 등 혈액암을 예방하는 효과가 있다고 보고된 적도 있습니다. 하지만 채소에는 지방이 없고, 섬유질은 많지만 단백질과 비타민B12가 없어 환아는 채소 이외에 단백질이 풍부한 음식도 함께 섭취해야 합니다.

　그리고 피해야 할 식품으로는 기름기 많은 고기, 훈제요리, 자극성 있는 음식, 탄 육류, 사탕, 초콜릿 등을 들고 있습니다. 특히 비만을 피해 적절한 체중을 유지하는 것이 암 예방에 도움을 줄 수 있습니다. 최근 영국에서 발표된 논문에 햄, 베이컨, 소시지 등 훈제 또는 소금에 절인 가공된 육류를 어린 시절부터 오래 먹으면 성인이 된 후 대장암의 발생률이 높다고 발표했습니다. 그리고 이들 가공된 육류보다는 생선, 닭고기 등을 튀기지 않고 요리해 먹도록 권유하고 있습니다. 일반적으로 아이들이 즐기는 대부분의 간식(초콜릿, 아이스크림, 과자 등)은 소위 건강식품에서 제외되는데 한 가지 팝콘만은 예외라는 최근의 보고가 있습니다. 팝콘은 과일이나 채소, 정백하지 않은 시리얼처럼 항산화작용을 하는 폴리페놀이 의외로 많이 함유되어 있음이 밝혀졌습니다. 물론 팝콘을 먹을 때 소금, 설탕, 버터를 많이 넣지 않고 먹어야겠지요.

제목　매일 혈액 검사하기

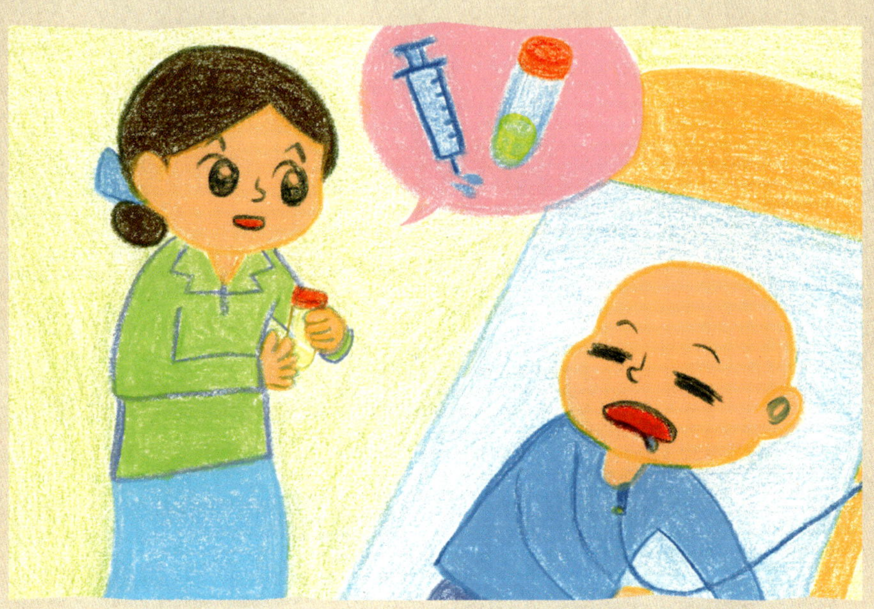

하루 종일 수액을 맞고 항암제도 많이 투여되어서, 전해질에 이상이 생겼는지를 알아보기 위해 거의 매일 혈액 검사를 한다. 다행히도 케모포트로 혈액 검사를 하기 때문에 아프지 않아 좋다. 옆자리의 형은 한 달 전에 케모포트가 감염이 되어 빼 버렸기 때문에 3일에 한 번씩 정맥주사를 맞는다. 형이라 울지는 않지만 매우 아파하는 것 같았다.

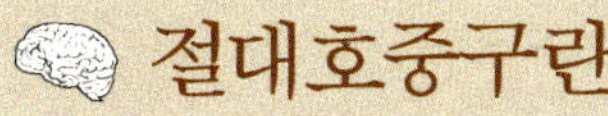

절대호중구란?

백혈구는 우리 피 속의 한 성분으로 군사와 같은 역할을 합니다. 군사가 적으면 외부에서 침입하는 적에게 약한 것처럼 백혈구가 적으면 세균, 바이러스, 기생충 같은 적이 침입할 수 있습니다. 특히 백혈구 중에도 세균을 잘 이기는 호중구는 군대의 정규 부대와 같습니다. 이 호중구가 적으면 세균 감염이 잘 되고 패혈증(세균이나 독소가 혈액 속을 돌아다니는 것)에 쉽게 걸립니다.

항암제를 맞으면 암세포도 죽지만 골수의 조혈모세포(적혈구, 백혈구, 혈소판 등을 만드는 어머니세포)도 줄어서 적혈구, 백혈구, 혈소판이 감소합니다. 백혈구가 감소하니 호중구도 같이 감소합니다. 따라서 호중구가 정상보다 많이 감소하면 패혈증이 발생하기 쉽고, 군사가 없는 상태에서 적이 쳐들어오면 지기가 쉽습니다.

호중구가 적을 때는 소독을 잘 하고, 음식을 먹고 난 후에는 피가 나지 않도록 부드러운 칫솔로 이를 잘 닦고 가글링도 열심히 해야 합니다. 대변을 보고 나서는 좌욕을 하여 항문 근처의 피부에 세균이 없도록 소독도 같이 해야 합니다. 특히 변비가 있어서 딱딱한 대변이 나오다가 항문에 상처를 내면 그 상처를 통해 대변에 있거나 피부에 묻어 있는 더러운 세균이 혈관 내로 침투하여 패혈증에 빠질 수 있으므로, 대변이 딱딱해지지 않도록 조심해야 합니다.

제목　절대호중구수 계산하기

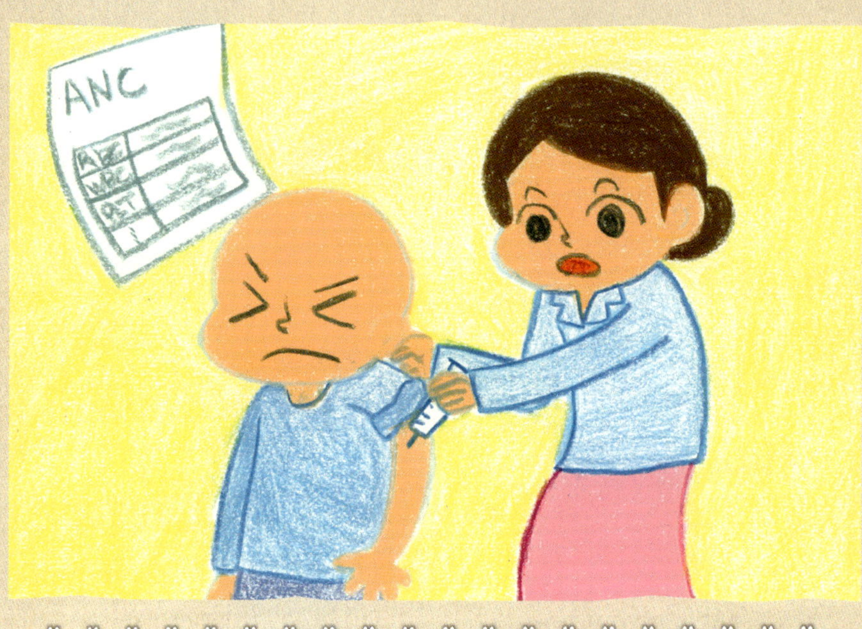

오늘은 항암제를 시작한 지 일주일이 넘었다. 혈액검사에서 백혈구 중 호중구가 500/uL 이하로 떨어졌다고 백혈구 올리는 주사를 맞았다. 나는 매일 내 백혈구 중에서 호중구가 몇 개인지 계산할 수 있다. 오늘 내 백혈구 수는 총 450개이고, 그중 호중구가 35%이다. 그래서 절대 호중구 수는 157개이다.

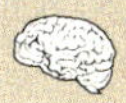 절대호중구수 계산하기

절대호중구수Absolute neutrophil count, ANC는 다음과 같이 계산합니다.

호중구수 = 전체 백혈구수 × 호중구백분율(%)

호중구수가 1,500/uL 이상이면 안전하고,

1,500/uL 미만에서 1,000/uL까지는 조금 위험하고,

1,000/uL 미만에서 500/uL까지는 중등도로 감염의 위험이 있고,

500/uL 미만에서 200/uL까지는 심각한 감염의 위험이 있으며,

200/uL 미만이면 매우 심각한 감염이 있을 수 있습니다.

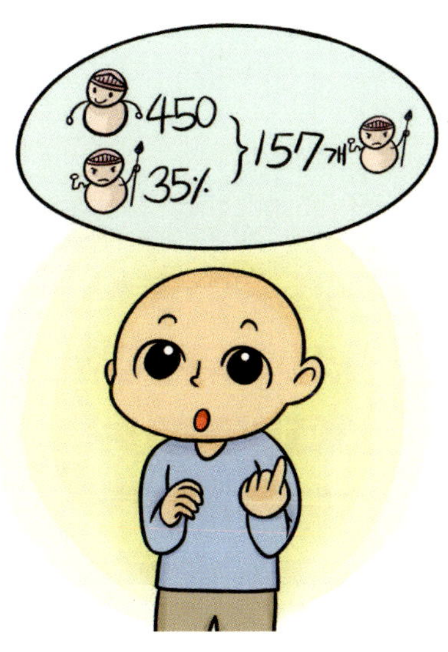

그래서 뇌종양과 같은 고형종양이 있어 치료받는 경우에는 절대호중구수가 500/uL 미만이면 백혈구를 증가시키는 약을 주사로 맞기 시작하여 1,000/uL가 넘으면 끊습니다.

제목　할머니가 홍삼을 사 주셨다

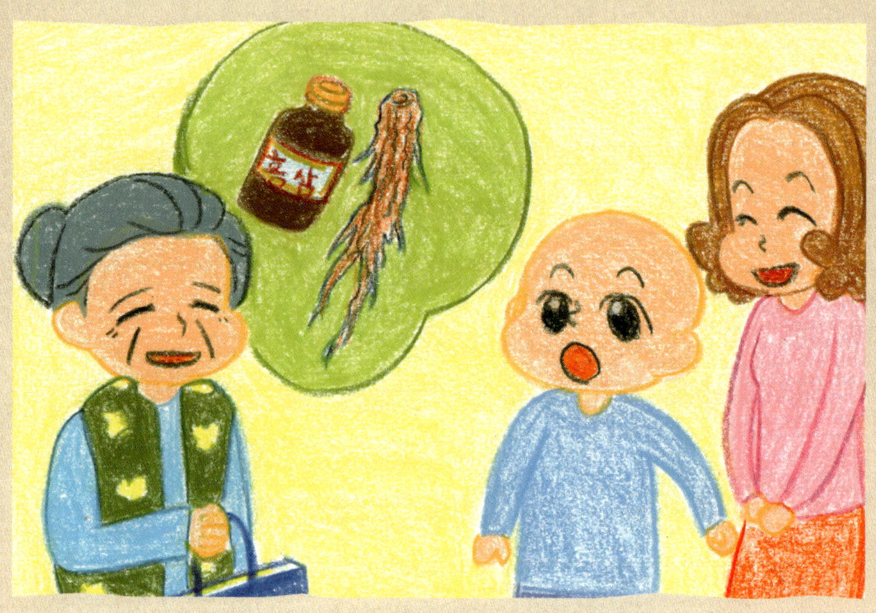

내가 암에 걸렸다고 하니 할머니는 내가 몸이 약해서 그럴 다며 나를 안고 우셨다. 병원에서 돌아오는 길에 할머니 댁에 들르니 할머니는 나를 얼른 꼭 안아주셨다. 할머니는 엄마에게 홍삼을 주셨다. 엄마는 곤란한 얼굴을 하더니 "예" 하고 받아 오셨다. 집에 와서 엄마는 할머니가 주신 홍삼을 내게 주지 않고 아버지에게 드시게 했다.

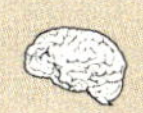 소아암환자를 위한 민간요법

아이가 암에 걸렸다고 하면 가까운 친척은 물론이고 동네 아는 어른들까지 "이런 것이 암에 좋단다. 저런 것이 암에 좋단다." 하면서 너무나 많은 이야기를 합니다. 그러나 현대의학에서 가장 치료 효과가 뛰어난 약들로 구성된 것이 현재 치료하고 있는 프로토콜입니다. 따라서 지금 받고 있는 치료를 제대로 완료하는 것이 가장 중요합니다.

항암제를 투여하면 여러 가지 부작용들이 생길 수 있습니다(부작용 없는 약은 없습니다). 그중 가장 염려스러운 것은 간 손상입니다. 입으로 또는 주사로 우리 몸에 들어오는 모든 것은 우선 간을 거칩니다. 간에서 독성물질을 해독하거나 약을 활성화시켜서 약효를 나타내는 성분으로 바꾸기도 합니다. 간을 건강한 상태로 유지하여야 항암제를 잘 진행할 수 있습니다. 간은 능력이 뛰어나서 간의 20%만 제대로 기능을 하여도 별 문제가 없습니다. 그래서 다른 사람에게 간의 일부를 이식해 주어도 회복이 되는 겁니다. 그 정도로 여유가 있습니다.

그런데 항암제가 투여되면 간은 여태까지 몸 안에 들어온 적이 없는 완전히 새로운 성분을 만나게 되어 이를 해독하기 위하여 열심히 활동을 합니다. 그래도 원래 여유가 있는 편이라 간에 무리가 가지 않는 선에서 대부분의 환아들은 항암제를 잘 견딥니다. 그런데 간혹 투여된 항암제를 해독하기에 벅차서 간수치가 올라가기도 합니다. 간수치가 올라간다는 것은 간이 힘들어서 세포가 파괴되고 있다는 증거이지만, 그래도 일정 수치 이상 나빠지지 않으면 항암제를 투여하는 것이 중요하기 때문에 항암제의 용량을 줄이거나 끊지 않습니다. 하지만 때로는 그 수치가 너무 높아 간기능의 손상이 회복하기 어려운 지경에 이를 수 있어서 할 수 없이 항암제를 감량하거나 끊기도 합니다. 항암제를 감량하는 것은 아이의 몸이 견디지 못해서 할 수 없이 취하는 방법이므로 항암제 용량을 다 받은 아이와 같은 치료 효과가 있으리라 기대하기는 어렵습니다. 따라서 주치의들은 어떻게든 항암제를 제대로 다 주기 위해 노력합니다.

그런데 민간요법약(다양한 비타민제, 인삼/홍삼, 가시오가피, 여러 가지 버섯 등)을 같이 주면 간이 하는 일이 더 많아져서 간수치가 올라갈 가능성이 높아집니다. 간수치가 높아지면 결국은 항암제를 원래의 양만큼 못 주게 되어 치료가 잘 진행될 수 없습니다. 암 치료에 효과가 있는지 과학적으로 밝혀지지 않은 민간요법약을 주기 위하여 현대의학에서 암 치료에 효과가 있는 것으로 밝혀진 항암제를 제대로 투여하지 못하는 결과를 가져옵니다. 결국은 민간요법약이 암 치료에 나쁜 영향을 끼치게 됩니다.

부모님들께 당부드립니다. 항암제 치료를 하고 있는 동안은 병원에서 투여하는 약물 외에 다른 약을 아이에게 주지 않도록 해주십시오. 우리 몸에 가장 좋은 것은 5가지 영양소가 골고루 포함된 세끼 식사입니다.

제목　내 동생1

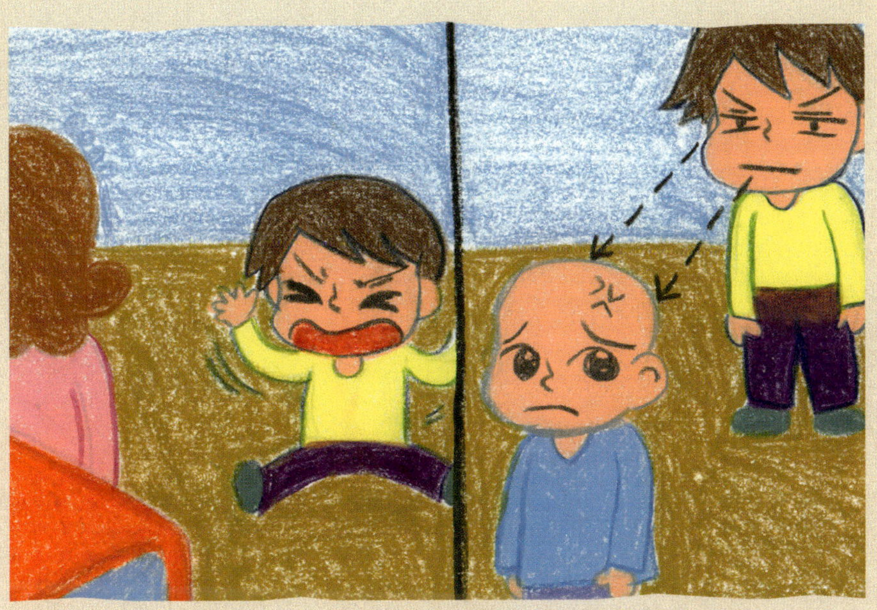

내게는 네 살짜리 남동생이 있다. 내가 입원할 동안 동생은 할머니 댁에 가 있다. 할머니 댁에 들러서 동생을 데려다 놓으면, 그때마다 울고 불고 한다. 결국 형이 밉다고 나를 때리려 해서 엄마께 크게 혼이 난다. 동생은 이제 나만 보면 흘겨 본다. 미안하기는 하지만 흘겨보는 동생이 조금 미운 생각이 든다. 나도 병원에 가서 즐겁지는 않은데……

뇌종양 환아를 돌보느라 생각이 온통 병원에만 쏠려 있고 특히 항암치료가 진행되고 있는 중에는 병원에서 거의 24시간을 보내는 엄마들이 집에 남아 있는 건강한 아이를 돌봐줄 여유가 없는 것은 당연합니다. 하지만 집에 혼자 남겨지거나 할머니나 이모, 또는 다른 친척 집에 맡겨진 환아의 형제자매들에게 심각한 문제가 생길 수 있음은 누구나 이해할 수 있습니다. 병이 없는 건강한 아이들만 키우는 가정에서도 형제자매간에 자연적인 경쟁의식 등 크고 작은 일상의 마찰은 있게 마련이지만 부모가 환아에게만 집중적으로 관심을 보이면 이로 인해 가정 내에서 형제자매간에 큰 문제가 생길 수밖에 없습니다.

이런 문제의 해결 방안으로 엄마가 아무리 정신없이 바빠도 시간을 내어 엄마 없이 집에 남아 있거나 친지에게 맡겨져 생활하는 형제자매에게 우선 환아의 증상, 병명, 치료 과정 등에 대해 아이의 눈높이에 맞추어 있는 그대로 정직하게 상황을 알려주어야 합니다. 그런 연후에야 엄마아빠가 아픈 형에게 그렇게 많은 시간을 왜 할당해야 하는가를 비로소 이해하게 되는 것입니다. 그러면 아픈 아이의 동생은 덜 속상하고 엄마에 대한 야속한 감정도 줄어들어, 오히려 자기가 도울 수 있는 것을 찾아 손수 챙기려는 생각까지 끌어

낼 수 있기 때문입니다. 사실 엄마 자신도 정신적인 혼란과 의학 용어의 생소함으로 어린아이들에게 암에 대해 설명을 해준다는 것은 쉽지 않습니다. 한 가지 방법은 아이를 직접 병원에 동행해 치료 과정 등을 눈앞에서 보여 주면 아이의 의문을 해소시키는 데 어느 정도 도움이 될 수 있습니다. 그리고 아이들이 묻는 질문에 언제나 솔직하게 대답하여 주고, 부모는 암 치료 중인 아이나 건강히 지내는 너희도 똑같이 사랑한다는 것을 계속 실천으로 보여 주도록 노력해야 합니다.

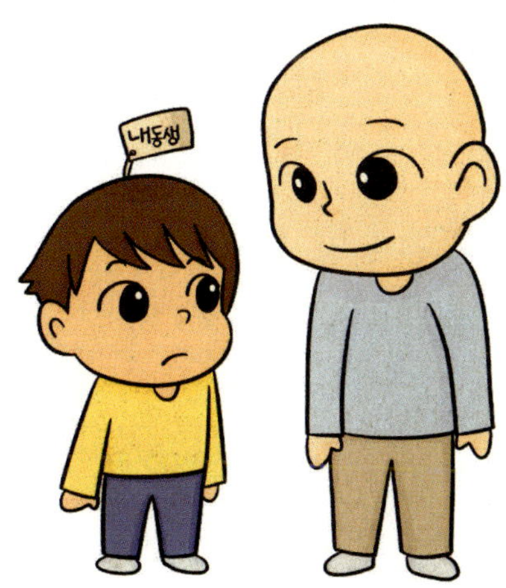

제목　열이 났다

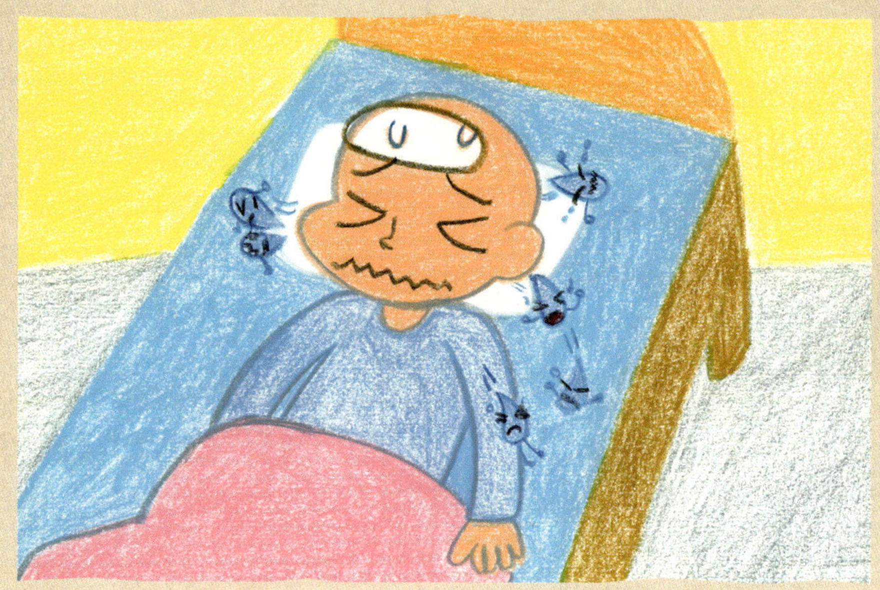

내일은 외래에 갈 예정이었다. 그런데 밤 9시경에 열이 올라서 응급실에 왔다. 응급실에 도착하자마자 "소아종양환자이고, 열이 나서 왔다"라고 이야기했더니 즉시 피검사와 소변검사를 하고 항생제를 맞았다. 바로 입원을 하고, 내 호중구 수가 500/uL 미만이라고 항생제를 2가지나 맞고, 백혈구 높이는 주사도 맞았다.

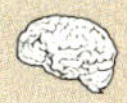

호중구감소성열 Neutropenic fever 과 항생제

절대호중구수가 500/uL(1000/uL 미만이면서 500/uL 미만으로 감소할 것으로 추측되는 경우도 포함)이면서 체온이 38.3℃ 이상이 1회 또는 38℃ 이상이 1시간 동안 있는 경우(38℃ 이상이 24시간 동안 2회 이상인 경우도 포함)로, 보통 발열의 원인을 못 찾는 경우가 많습니다. 호중구 감소가 지속되는 기간이 길어질수록 심각한 감염에 걸릴 확률이 높아지므로 호중구가 감소된 상태에서 발열이 있으면 의사는 환자가 심각한 세균성 감염에 걸린 것으로 생각하고 광범위 항생제를 투여하며 발열의 원인을 찾습니다. 발열의 원인은 찾지 못하고(이 경우가 대부분입니다) 항생제를 투여함에도 불구하고 3일 이상 발열이 있으면 더 강한 광범위 항생제를 시도하며, 그럼에도 지속적으로 발열이 있으면 진균(곰팡이) 감염도 의심하여 항진균제도 투여하게 됩니다. 이런 경우 항생제를 너무 많이 써서 항생제 내성이 생기지 않을까 고민하게 되지만, 소아암 환자가 사망하는 주요한 3가지 원인 중에 감염에 의한 패혈증이 있기에 주치의는 항생제를 추가하는 것에 주저하지는 않습니다. 내성이 생기는 것은 차후의 일이기 때문입니다. 감염이 발생하는 것은 세균과 전쟁을 하는 것과 같다고 설명드린 바 있습니다. 전쟁에 이기기 위해서는 군사가 많거나 훌륭한 무기가 있어야 도움이 됩니다. 호중구가 감소되어 있다는 것은 군사가 적다는 것이고, 호중구가 200/uL 미만이라는 것은 싸울 군사가 거의 없다는 말과 같습니다. 따라서 무기라도 강한 것을 휘둘러야 하는 판입니다. 그래서 무기와 같은 항생제를 더욱 센 것으로 투여하게 됩니다. 그러나 무기가 모든 것을 해결하는 것은 아닙니다. 결국은 군사가 있어야 무기도 사용할 것입니다. 급한 대로 강한 항생제와 항진균제를 쓰면서 시간은 끌어 보지만 결국은 호중구수가 증가되어야(군사가 증가되어야) 감염에서 벗어날 수 있습니다(전쟁에서 이길 수 있습니다). 따라서 호중구감소성열이 발생하면 호중구수가 빨리 증가하여야 감염에서 벗어날 수 있습니다. 감염이 진행되는 속도보다 호중구수가 증가하는 속도가 빨라야 합니다. 따라서 대부분은 호중구수를 증가시키는 약을 투여합니다.

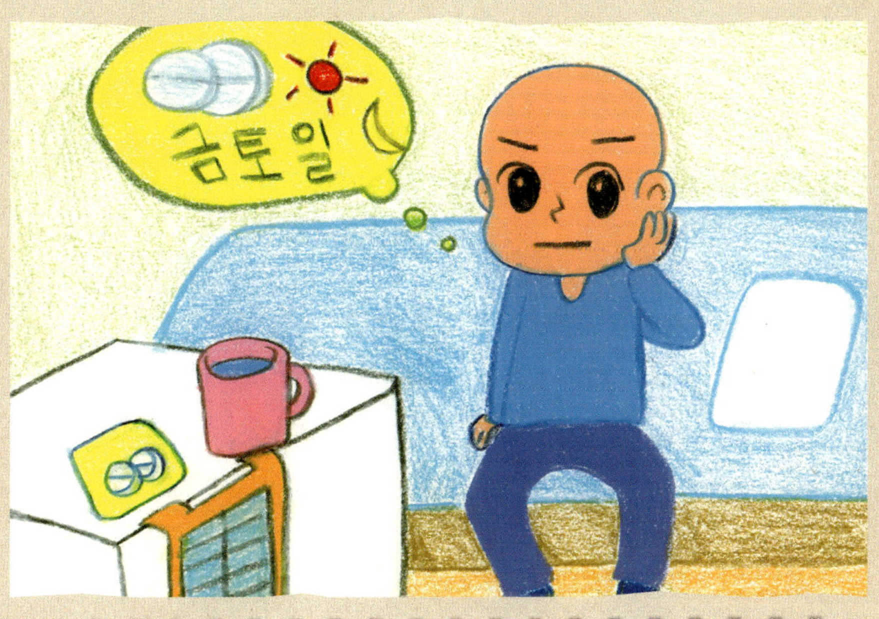

방사선치료 후에 백혈구 수치가 떨어지면서 나는 박트림이
라는 항생제를 매주 금, 토, 일요일 아침저녁으로 먹고 있다.
귀찮기는 하지만 그래도 쓴 약은 아니라 먹을 만하다. 가끔
엄마가 금요일 아침에 약 주는 것을 잊어버리시면 내가 엄
마에게 약을 달라고 말씀드린다. 선생님께 말씀드렸더니 칭
찬해 주셨다.

우리들의 호흡을 담당하는 폐에는 정상적으로 주폐포자충(뉴모시스티스 이로베치[Pneumocystis jirovecii, 과거에는 뉴모시스티스 카리니(Pneumocystis carinii)라고 불렸음]}이라는 곰팡이균이 사는데, 이것이 정상 면역 상태에서는 조용히 있다가 면역이 떨어지면 감염을 일으켜 폐렴을 일으킵니다(기회감염, opportunistic infection). 폐렴은 면역이 떨어진 환자에게는 심하게 진행되어서 급성호흡부전으로 사망에 이를 수도 있습니다. 만성적으로 면역이 떨어져 있는 환자들(항암치료 중인 환자 또는 에이즈환자)은 미리 예방적으로 일주일에 3일은 항생제(박트림)를 복용합니다. 만약 경구복용이 어렵거나 예방적 효과가 의심스러울 때는 2차 약으로 펜타미딘Pentamidine이라는 약을 직접 호흡기로 흡입하며, 이 경우에는 4주에 1회씩 시행하며 비용이 증가합니다.

항암치료를 하는 환자 중 급성백혈병인 경우는 항암제를 시작하자마자, 다른 환자들은 보통 한 달 이내에 예방적 항생제인 박트림(또는 셉트림)을 매주 금, 토, 일요일에 아침, 저녁으로 먹습니다. 용량은 체중에 따라 달라집니다.

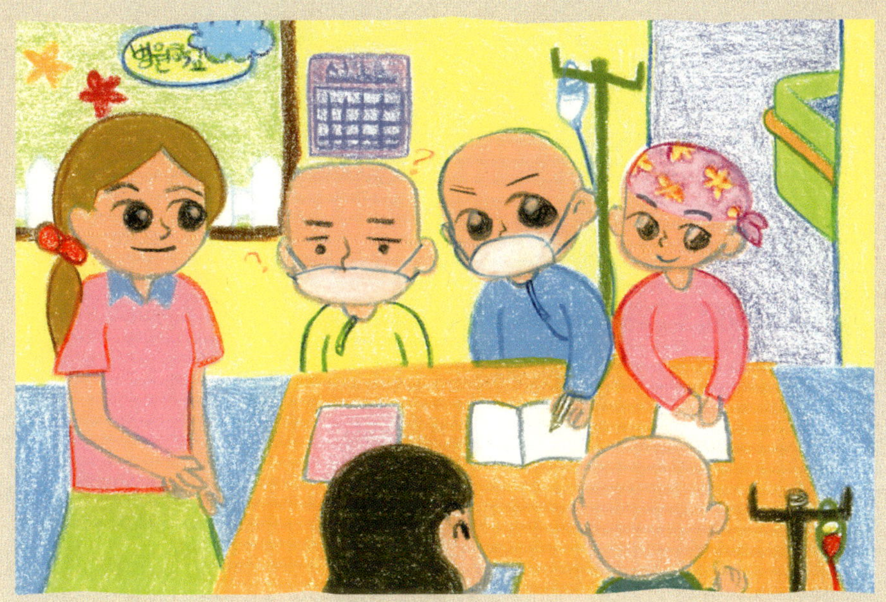

병원 학교에 갔다. 입원기간이 길어지면, 내년에 친구들은 3학년으로 올라가는데 나는 2학년을 다녀야 한단다. 나보다 어린아이들과 같이 학교에 다니기 싫다. 그런데 병원 학교에서 공부를 하면 그대로 3학년으로 올라갈 수 있단다. 같이 공부하는 친구들이 꽤 있다. 모두 빡빡머리에 환자복을 입고 있지만 우리는 열심히 공부했다.

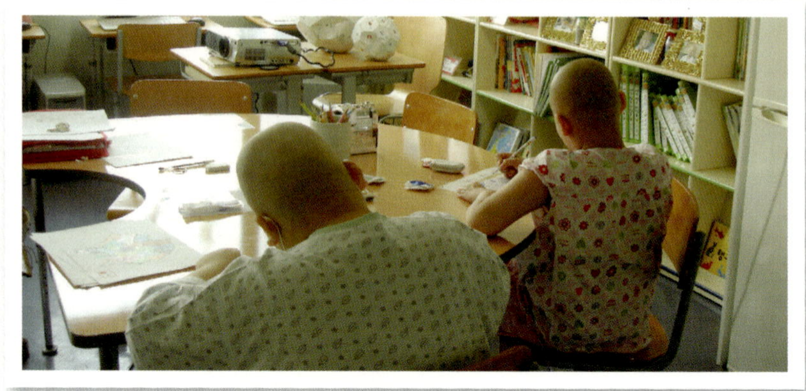

병원 학교 모습

🧠 병원 학교에 다니기

병원에 장기 입원하여 학교를 갈 수 없는 환자들을 위하여 병원 학교가 생겼습니다. 이는 2005년 「특수교육진흥법」이 일부 개정되어 '건강 장애' 학생을 특수 교육 대상에 포함하면서 시작되어, 2011년 현재 전국 30여 개의 병원 학교가 운영되고 있습니다.

그 전에는 장기 결석으로 복학을 할 경우 원래 다니던 학년보다 1~2학년 낮은 학급으로 배정되어 치료완료 후 복학하려는 아이들을 매우 우울하게 만들었습니다. 그러나 이제는 병원 학교에서 환자가 입원해 있는 동안 학교에서 배우는 내용을 가르쳐주기 때문에 복학 시에 원래의 학년으로 복학할 수 있습니다. 병원 학교 덕에 최소한의 학교생활은 유지하게 되어서 정말 다행입니다.

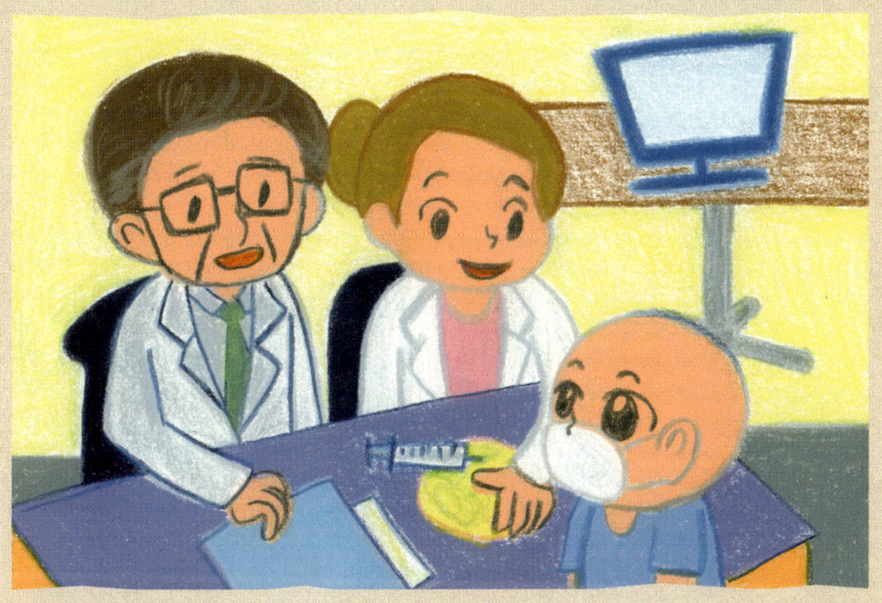

오늘은 다섯 번째 주기의 항암제를 투여받은 후 퇴원하였다
가 외래로 처음 온 날이다. 선생님을 보기 전에 먼저 혈액검
사를 했다. 외래에서 기다리면서 마스크를 하고, 다른 아이
들과 떨어져 앉아 있었다. 내 차례가 되어 들어가니 선생님
께서 백혈구 올리는 주사를 맞고 가라고 하신다. 내일 다시
병원에 와야 한다.

앞에서 보았듯이 호중구감소증이 있는 상태는 감염이 생길 가능성이 높아지고, 그 상태에서 감염이 생기면 패혈증 등으로 악화될 가능성이 있습니다. 그래서 호중구가 감소된 상태에서는 호중구를 증가시키는 약을 매일 투약합니다. 이 약은 피부 주사로 맞기도 하고, 수액에 희석하여 정맥 내로 주사하기도 합니다. 골수에서 조혈모세포가 호중구를 많이 만드는 방향으로 가도록 유도하고, 골수 내에서 만들어진 호중구를 빨리 말초혈액으로 나오도록 촉진하는 효과가 있습니다. 즉, 호중구감소증을 하루라도 빨리 벗어나기 위하여 조혈모세포를 재촉하는 역할을 합니다. 우리나라의 보험급여 방침에 따르면 고형종양에서는 호중구가 500/uL 미만일 때 시작하여 1000/uL 될 때까지 보험급여를 해주고 있으며, 이것을 확인하기 위하여 매일 혈액 검사를 하게 됩니다.

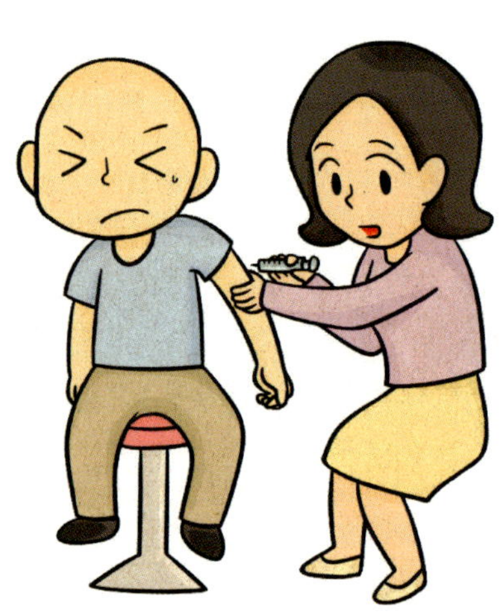

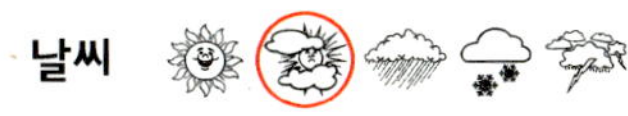

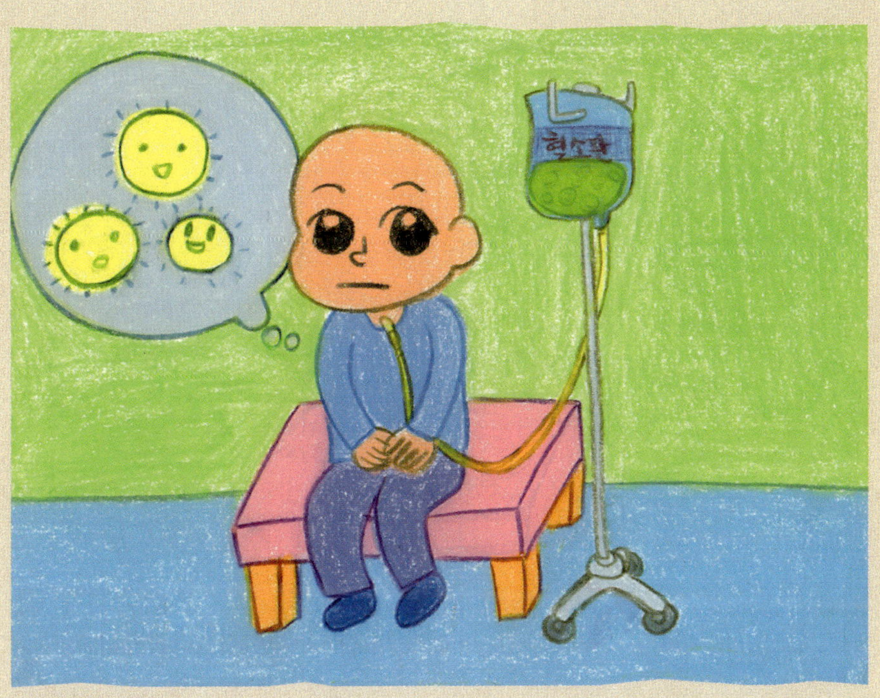

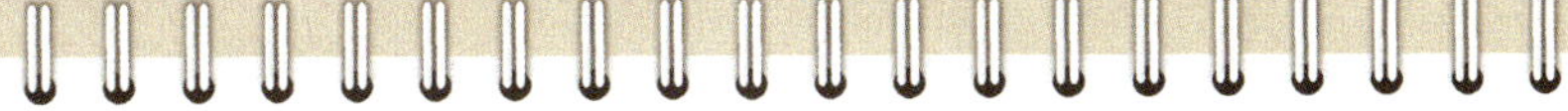

오늘 혈액 검사 결과 호중구 수가 어제보다 더 떨어졌단다.
선생님은 백혈구 올리는 주사를 한 번 더 맞고, 혈소판 수혈
도 해야 한다고 하셨다.

말초혈액 검사는 항암제나 두경부/척추 방사선치료 시에 골수가 억제되어 백혈구, 적혈구, 혈소판 등이 감소하여 수혈이 필요한 경우가 있는지 여부를 확인하기 위해서 실시합니다.

백혈구는 정상이 4,000~10,000/uL인데, 백혈구 중 특히 호중구가 감소하면 세균성 감염에 취약하기 때문에 절대호중구수가 1,000/uL 이하이면 위험할 수 있습니다. 그래서 절대호중구수가 500/uL 미만이 되면 백혈구를 증가시키는 주사를 맞기도 합니다.

적혈구는 혈색소로 그 정도를 알 수 있는데(정상은 12~16g/dL), 골수가 억제되면 혈색소가 감소하고, 각 병원이나 질환마다 기준이 다를 수 있지만 일반적으로 혈색소가 7~8g/dL 미만이면 수혈을 하는 편입니다. 그러나 적혈구 수혈을 자주해서 철분이 몸 안에 들어와 배출되지 않으면 철분이 간이나 췌장 등에 쌓여 기능 손상을 일으킬 수 있어 철분을 배출시키는 약을 같이 투여하기도 합니다.

혈소판은 15만에서 45만(150,000~450,000/uL) 사이가 정상 수치이고, 피가 나면 피떡을 만들어 피를 멈추게 하는 기능이 있습니다. 이 역시 감소하여 2만 미만이 되면 자연 출혈이 될 수 있고, 만약 머리 속이나 배 안에 출혈이 생기면 생명이 위험할 수 있기 때문에 혈소판 수혈을 받게 됩니다. 특히 뇌종양의 경우는 종양에서 출혈이 있을 수 있어 혈소판 수혈 기준을 2만보다 높게 책정하는 편입니다.

혈소판 수혈을 할 경우에 예측이 가능하다면 보통 이용하는 농축혈소판제재를 여러 개 사용하는 것보다는 성분채집 혈소판(페레시스)을 한 개 이용하는 것이 더 낫습니다. 농축혈소판 제재는 한 개가 한 사람에게서 나온 것이라 여러 개를 이용하면 여러 사람의 혈액이 수혈되는 것과 같지만, 혈소판 페레시스는 헌혈하는 한 사람에게서 혈소판만 골라서 채집한 것이라 수혈 이상 반응도 생길 가능성이 적습니다. 게다가 한 사람에게서 나온 혈액이기 때문에 간염이나 에이즈와 같은 바이러스 감염의 위험성도 감소합니다.

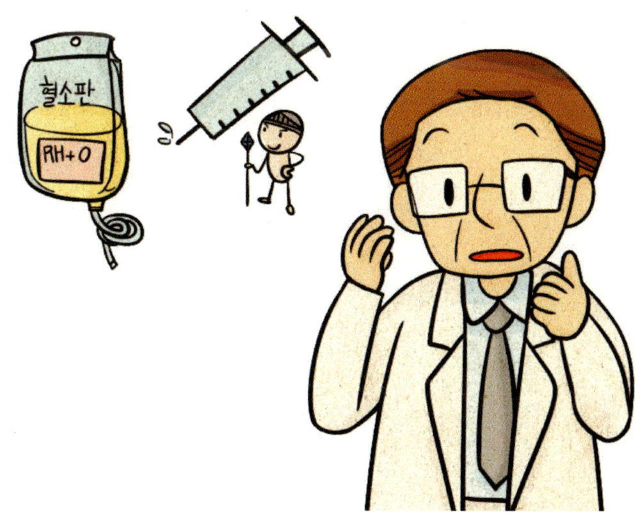

213

제목   뇌종양이 재발한 형을 만나다

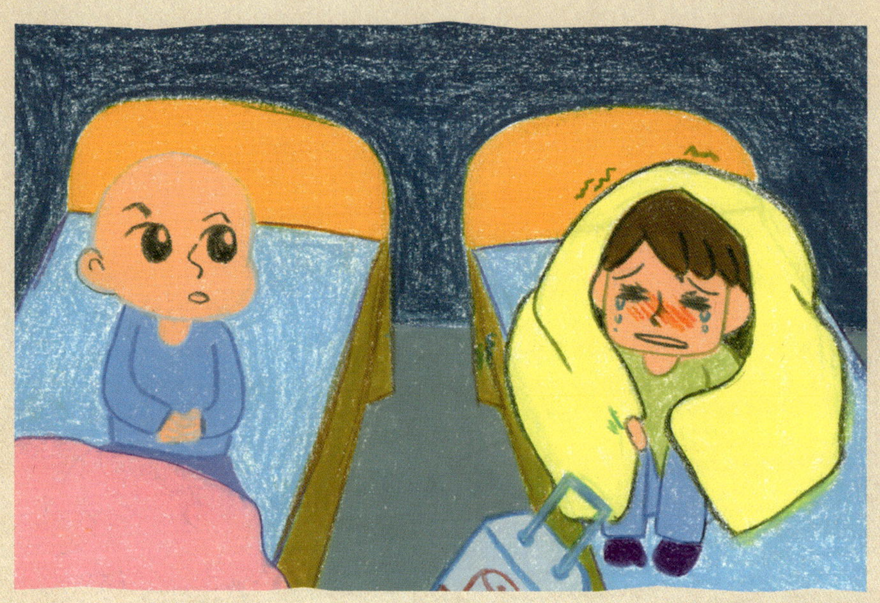

오늘은 옆 침대에 6학년 형이 새로 왔다. 형은 3학년 겨울 방학에 나와 같은 수모세포종으로 진단받고 완치됐다가, 1년만에 다시 재발했다고 한다. 형은 하루 종일 이불을 뒤집어 쓰고 있었다. 아무래도 울고 있는 것 같았다. 형은 항암치료를 한 후에 자가조혈모세포이식을 한다고 한다. 형은 게임도 정말 잘 한다. 나와 같이 잘 놀아줘서 정말 좋다.

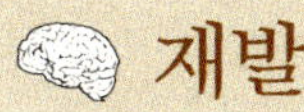 **재발**

진단에서부터 기나긴 치료를 받고 완치 판정을 받은 후에는 외래에서 정기적인 검사로 추적관찰을 받으면서 재발 여부를 확인받게 됩니다. 특히 뇌종양은 대체로 치료 완료 후 1년은 3개월에 1회씩, 다음 1년은 4개월에 1회씩, 3년째 1년은 6개월에 1회씩, 그 후는 1년에 1회씩 총 5년간 머리 MRI를 시행하여 재발 여부를 확인합니다. 만약 척추에도 전이가 되는 종양이라면 척추 MRI도 같이 시행하며, 추가적으로 혈액검사 등도 시행합니다.

뇌종양의 재발이 의심되는 경우에는 수술이 가능하면 우선 수술을 하고, 수술 후에 종양의 조직 소견을 확인한 후에 다음 치료를 결정합니다. 항암제에 잘 들었던 종류의 종양이면 지난번에 투여하였던 항암제와 새로운 약제로 치료를 시도합니다. 재발 후의 치료는 처음 진단 시의 치료보다 더 어렵습니다. 사실 전에 시행하였던 여러 치료에도 불구하고 재발된 암세포는 원래 세포보다 더 악성인 경우가 많아서 전보다 더 강한 치료를 하여야 합니다. 그동안 힘든 치료 과정을 마친 아이와 부모들에게는 마치 군대를 갔다 온 사람에게 "다시 한 번 더 군대를 가라." 하고, 이제는 해병대로 가라는 말과 거의 비슷합니다.

재발한 종양이 수술이 매우 어려운 위치에 생겼을 경우 완전히 제거하기가 어려우므로 생존예후가 매우 불량할 수 있습니다. 그리고 더 강한 치료로 항암제의 용량을 올리기 위하여 고용량항암요법 및 자가조혈모세포이식을 많은 의료기관에서 치료로 이용하고 있습니다.

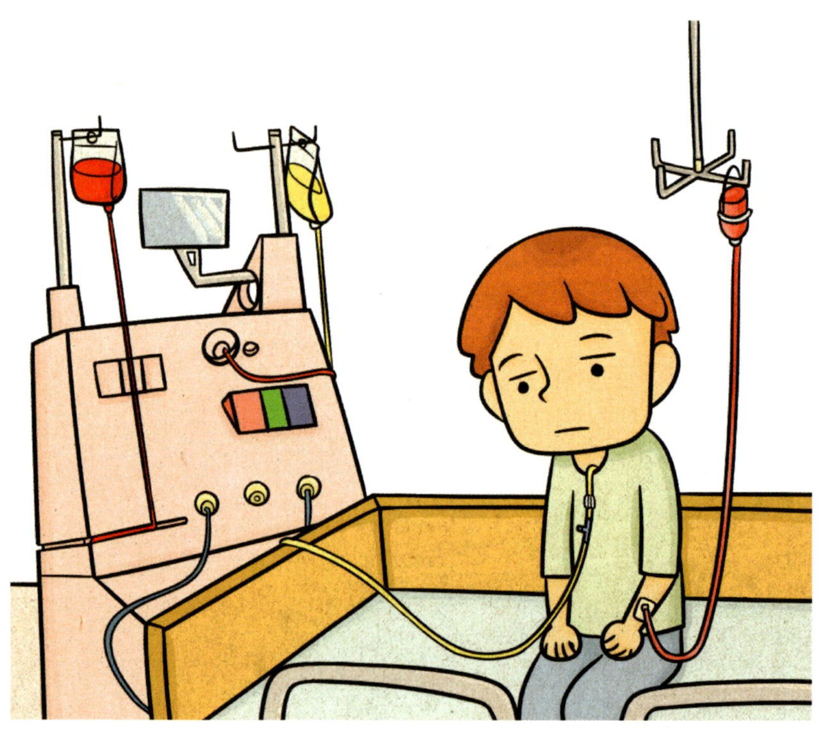

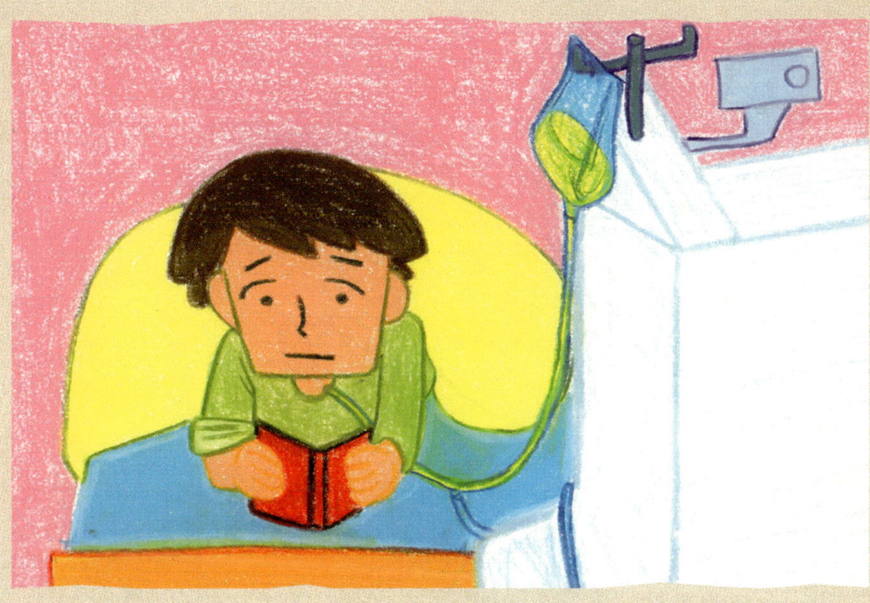

형은 첫 번째 항암치료를 하면서 조혈모세포채집을 했다. 거의 2~3시간 걸렸는데 만화책을 내내 보다가 와서 시간이 금방 지나갔다고 했다. 게다가 2일만 했는데도 충분한 양의 조혈모세포가 모여서 다음 항암제 때는 안 해도 된다고 한다. 정말 다행이다.

조혈모세포이식이란?

조혈모세포이식Hematopoietic stem cell transplantation, HSCT이란 환자의 몸속에 있는 조혈모세포를 없애고 다른 조혈모세포를 중심정맥혈관으로 투여하여 생착을 유도하는 시술로, 예전에는 '골수이식'이라 불렸습니다. 골수이식이란 단어가 사람들에게 너무 무섭게 들리고, 골수는 조혈모세포가 자리 잡고 있는 공간을 의미하기에 이제는 조혈모세포이식이라는 용어를 이용하고 있습니다. 또한 과거에는 수술실에서 공여자를 전신마취한 후에 골반뼈에서 직접 골수흡입을 하여 조혈모세포를 채집하였으나, 이제는 정맥으로 조혈모세포가 말초혈액에 많이 나오도록 하는 주사를 투여한 후에 성분헌혈하듯이 말초혈액에서 조혈모세포만 골라서 채취하고, 나머지 성분은 다시 몸속으로 돌려주는 방법을 이용하고 있어서 공여자도 매우 편안하게 되었습니다.

조혈모세포이식의 종류

조혈모세포이식에는 크게 자가조혈모세포이식Autologous peripheral

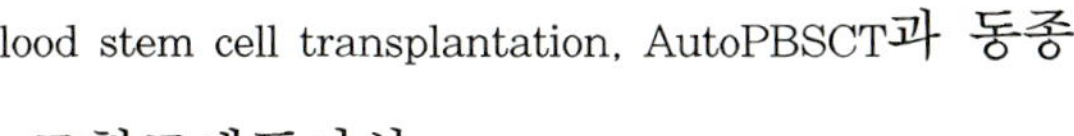

blood stem cell transplantation, AutoPBSCT과 동종 조혈모세포이식Allogenic peripheral blood stem cell transplantation, AlloPBSCT의 2종류가 있으며 이 둘 사이에는 약간의 차이가 있습니다.

'동종조혈모세포이식'은 급성골수성 백혈병과 같이 환자의 조혈모세포 자체가 병든 경우 환자의 골수 안에 있는 조혈모세포 전체를 건강한 타인의 조혈모세포로 완전히 바꿀 목적으로 조혈모세포이식을 합니다. 따라서 그 전에 투여되는 항암제는 환자의 나쁜 조혈모세포를 완전히 죽일 뿐만 아니라 그것이 차지하고 있던 골수를 비워 타인의 건강한 조혈모세포가 들어와 자리 잡을 수 있는 공간을 확보하는 목적도 있습니다. 이때 건강한 타인의 조혈모세포가 환자의 빈 골수에 들어와서 정상적으로 자리 잡을 수 있으려면 조혈모세포가 서로 비슷한 성격이어야 하는데, 그 성격이 비슷한지 확인하는 중요한 검사가 조직적합성항원검사HLA typing, Human Leukocyte Antigen입니다. 그래서 동종조혈모세포이식에는 환자의 HLA typing이 맞는 공여자를 찾는 것이 큰 관건입니다. 건강한 타인의 조혈모세포가 환자의 골수에 들어가서 생착된 후 HLA typing이 맞기는 하지만 자신의 조혈모세포는 아니므로 환자의 몸을 타인으로 인식하여 공격할 수 있습니다. 이런 경우를 이식편대숙주반응Graft-versus-host disease, GVHD이라 하고, 이를 예방하기 위하여 조혈모세포를 투여한 후에 예방적으로 면역억제제를 투여합니다. 또한 투여된 타인의 건강한 조혈모세포가 환자의 몸을 자신의 것으로 인지하지 않아 생착하지 못하는 경우도 있습니다. 이는 새로운 집에 이사를 와서 살려고 짐을 풀다 보니 아무래도 내 집 같지 않아 다시 짐을 싸서 나가는 것과 비슷합니다.

'자가조혈모세포이식'은 자신의 조혈모세포는 정상인, 뇌종양이나 신경모세포종과 같은 고형종양에서 특별한 경우에 사용됩니다. 일반적으로 암세포는 항암제 용량이 증가하면 할수록 많이 죽게 됩니다. 그러나 항암제는 암세포도 죽이지만 정상세포도 그에 의하여 손상을 당합니다. 그중 가장 민감한 것이 골수 내의 조혈모세포입니다. 악성 고형종양에서 일반적인 용량의 항암제를 투여하여 암을 치료하였으나 기대했던 것보다 반응이 적을 경우 항암제의 용량을 올리면 반응이 증가할 수 있습니다. 그러나 항암제 용량을 올리면 환자의 정상 조혈모세포가 손상당하여 다 파괴되어 버릴 수 있습니다. 그래서 고용량의 항암제를 쓰기 전에 환자의 건강한 조혈모세포를 미리 뽑아 냉동보관해 두었다가 고용량의 항암제를 투여한 후에 녹여서 다시 환자의 몸에 넣어 줍니다. 고용량 항암제에 의해 암세포는 다 죽고 미리 보관해 두었던 환자의 정상 조혈모세포가 다시 환자의 골수에 들어가서 자리를 잡으면 됩니다. 이때는 자신의 조혈모세포이므로 HLA typing이 필요하지 않습니다. 이는 리모델링하려는 건물에서 잠깐 이사 나갔다가 건물의 리모델링이 끝나면 다시 들어와 사는 것과 같습니다. 매우 드물지만 리모델링한 원래의 자기 골수 공간을 자기로 인식하지 못하고 다른 집으로 인식하여 조혈모세포가 짐을 싸가지고 나가서 생착이 안 되는 경우도 있습니다.

이렇게 고용량항암요법과 자가조혈모세포 이식은 처음에는 뇌종양이 재발한 환자에게만 사용하였지만 그 효능이 밝혀지면서 처음 진단받은 환자라도 종양의 예후가 매우 나쁜 경우, 즉 종양의 악성도가 높거나, 또 종양이 전이된 경우 등에서 사용하고 있습니다. 또한 3세 이하의 영유아에서는 방사선치료를 대체하거나 뒤로 연기하기 위해서 보다 광범위하게 사용되고 있습니다.

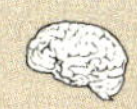 뇌종양의 치료 5 - 기타 방법

🌱 방사선민감제

항암제는 방사선민감제Radiation Sensitizer로도 사용되고 있습니다. 방사선민감제란 방사선치료와 동시에 투여하는 약물로, 뇌종양 세포를 파괴하는 방사선치료의 효과를 높여 주는 역할을 합니다. 여기에 사용되는 약제로 보통 항암제로 흔히 쓰이는 시스플라틴, 카보플라틴, 테모달 등이 포함됩니다.

🌱 신생혈관억제제

암이 생겨 그것이 크게 자라려면 반드시 암세포에 영양이 공급되어야 합니다. 이는 어린아이가 제대로 성장하려면 영양 섭취를 잘 해야 하는 이치와 같습니다. 이렇게 새로 생긴 암덩어리가 영양을 공급받기 위해 우선 종양 주변에 혈관을 새로 만들어 놓고 여기에 흐르는 혈액을 통해 영양을 받아 암이 자라게 됩니다. 신생혈관억제제Angiogenesis inhibitor라 함은 종양의 이런 혈관 생성 기능을 차단해주는 약제들을 일컫는 말입니다. 여기에는 탈리도마이드, 아바스틴 등 여러 약물이 있습니다. 보통 흔히 사용되는 싸이톡산이나 빈크리스틴 같은 약제라도 그 용량과 투여 스케줄을 변경하여 때로는 신생혈관억제제로 사용할 수도 있습니다.

🌱 동맥 내 항암화학요법

뇌로 향하는 동맥은 우리 인체의 목 양편에 있습니다. 이 경부동맥으로 직접 항암제를 투입하여 약물이 뇌종양에 집중적으로 도달하게 하는 치료 방법을 동맥 내 항암화학요법Intraarterial chemotherapy이라고 합니다. 얼마 전까지 카무스틴, 시스플라틴 등의 약물을 경부동맥에 직접 투입시켜 환자를 치료해 왔지만 근래에는 별로 사용되지 않고 있습니다. 그 이유는 큰 용량의 약물이 경부동맥에 투입되면 그 일부는 종양으로 가지만 다른 일부는 안구 등 원치 않는 곳에 흘러들어가 부작용을 일으킬 수도 있기 때문입니다.

🌱 분화유도제

아큐테인(비타민 A의 전구체) 등의 약물은 분화유도제Maturation agents, Differentiating agents인데 교종이나 수모세포종 등의 분화를 유도하여 해당 암세포를 정상적인 성숙된 세포로 변화시켜 암세포의 악성도를 없애주고 원래 성격을 잃어버리게 합니다. 이러한 약을 항암요법 후 추가로 투여하면 잔존 암세포가 성숙하여 정상적인 세포로 변하기도 합니다.

🌱 면역치료

환자의 면역세포를 자극해 환자의 면역성을 높여 주거나 또는 암세포가 인체에 끼치는 면역저하의 기능을 차단시켜 향상된 환자의 면역체계로 하여금 암세포를 박멸하게 해주는 치료법을 말합니다. 면역치료에는 몇 가지 방법이 있는데 그 하나는 원래 우리 몸의 면역세포에서 생성되는 단백질(lymphokine, interleukin 등)을 뇌종양 환자에게 주입시켜 환자의 면역체계를 활성화하여 암세포의 박멸을 유도합니다. 이들 단백질을 모두 합쳐 싸이토카인cytokine이라 부르는데 이들이 몸에서 면역반응을 일으켜 항암효과를 나타내는 것입니다. 또 면역치료에는 혈청치료법serotherapy도 사용되는데 이는 항암항체antitumor antibody가 포함된 혈청을 환자에게 주입시키는 것입니다. 예를 들어 악성교종의 항원에 대한 항체를 환자에게 주어 교종세포를 제거하는 방법입니다.

🌱 유전자치료

주로 바이러스 등을 매개체vector로 이용해 세포분열 억제 혹은 세포사멸을 유발하는 유전자(단백질)를 종양에 직접 주입시켜 종양 세포의 유전자와 결합하여 세포분열을 차단함으로써 항암 효과를 노리는 최신 치료법의 하나입니다. 항암요법처럼 전신적인 약물 부작용이 없고, 또 방사선치료처럼 종양 주변의 정상 뇌세포를 손상시키지도 않습니다. 악성교종 등에서 실험적으로 시도되고 있으나, 아직 임상시험 중이며 환자에게서 실제 사용할 수 있는 단계는 아닙니다.

🌱 백신치료

보통 백신접종이라 하면 소아마비, 홍역, 독감 등의 예방접종을 떠올리게 됩니다. 그래서 암백신Cancer vaccine이라 하면 암을 예방하는 주사로 오해하기 쉽습니다. 하지만 암백신은 암을 직접 치료하는 백신 치료제를 말합니다. 현재까지 흑색종, 림프종, 전립선 등 세 가지 암은 치료 백신의 제3상 실험이 끝나 본격적으로 보급되기 시작했습니다. 뇌종양 분야에선 다형성교아종 환자를 대상으로 미국의 몇몇 병원에서 제2상 임상실험이 진행되고 있는 상황입니다.

건강한 사람은 왕성한 면역체계를 갖추고 있어 우리 몸에 침범하는 바이러스, 박테리아 등을 그때그때 제거합니다. 암세포도 건강한 면역력을 가진 사람에게는 바이러스, 박테리아처럼 여간해선 발을 들여놓지 못하는 형편입니다. 일반적으로 젊은이들보다 노인에게서 암이 많이 발생하는 원인 중에 하나도 노인은 면역체계가 많이 쇠퇴하여 암과 싸울 수 있는 면역 세포수가 줄어 있기 때문입니다.

암백신 치료의 원리는 이렇습니다. 암세포는 면역체계를 약화시키는 화학물질(단백질)을 만들어내고 또 면역 티세포T-cell를 직접 죽이기도 합니다. 그리고 암세포는 변장술을 써서 면역세포로부터 피하여 숨어 있습니다. 백신의 제조는 실험실적인 방법으로 환자의 뇌종양 조직을 떼어내어 그 암세포가 만들어내는 단백질에 대하여 환자의 면역세포가 항체를 만들게 하는 것입니다. 이를 환자에게 직접 주입시키면, 백신은 뇌 속의 뇌종양 세포를 찾아가 암세포만 죽이게 됩니다. 이렇게 만들어진 면역세포는 기억력이 오래가기 때문에 훗날 암세포가 재발하더라도 그 암세포를 다시 공격할 수 있어 재발 방지에도 효과를 볼 수 있습니다. 또한 암백신은 일반 항암약물 제제와 달라 정상 뇌세포는 남겨두고 암세포만 공격하므로 부작용이 거의 없는 것도 장점 중의 하나입니다. 이렇게 암세포만 죽이고 정상세포에는 아무 부작용을 주지 않는 백신 치료법이 보편화되는 날도 멀지만은 않은 것 같습니다.

암 치료와는 직접 관계가 없지만 현재 널리 사용되고 있는 바이러스 백신 두 가지는 궁극적으로 암을 예방해주는 효과가 있습니다. B형간염 바이러스를 예방하는 백신이 그 하나인데, 백신 접종으로 B형간염을 예방해 나중에 간암이 발생하지 않게 미리 막아줍니다. 또 하나는 생식기 주위에 생기는 인유두종바이러스HPV를 예방하는 백신인데, 이는 어린 여아들(10세~11세)에게 접종해 훗날 자궁경부암을 예방해줍니다.

위에 열거한 면역요법, 유전자치료, 백신치료 등의 다양한 새로운 치료 방법은 앞으로 소아뇌종양의 재발을 줄이고 환아의 생존율을 증가시키는 데 기여할 수 있습니다. 현재 우리나라의 많은 대학과 연구소에서 꾸준한 실험적 연구와 임상시험을 하고 있어 좋은 결실을 기대하고 있습니다.

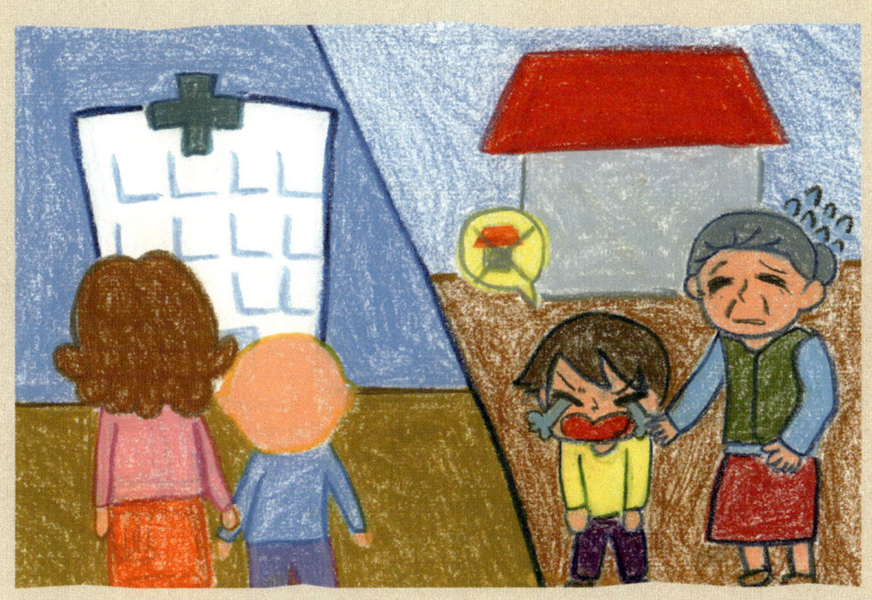

유치원에 다녀온 동생의 몸에 물집이 생겼다. 동생과 같은반 아이가 수두에 걸렸단다. 엄마는 나를 얼른 병원에 데리고 갔다. 면역글로불린 주사를 맞았는데, 정말 아파서 눈물이 찔끔 났다. 동생은 할머니네로 보내졌다. 동생은 울면서 싫다고 했지만, 저녁마다 아버지가 들러서 같이 있는 걸로 타협을 보았다.

항암치료 중 엄마들을 가장 헛갈리게 하는 것 중의 하나가 환아와 형제자매들의 예방접종에 관한 것입니다. 환아는 면역기능이 떨어져 예방접종을 피해야 한다고 들었는데, 가을이 오면 독감 예방주사를 맞으라 하고, 형제들은 건강한데도 경구용 소아마비 백신은 안 된다고 하니 말입니다. 암환자를 위한 예방접종에 대해선 사실 의사들 사이에도 얼마간의 의견 차이가 있습니다. 면역성이 떨어진 환아에게는 아무리 그 독성을 완화시켰다 해도 생백신으로 예방접종을 하면 그로 인해 감염이 생길 위험성을 배제할 수는 없습니다. 또한 백신으로 얻어지는 항체의 형성 기능도 건강한 아이보다는 아무래도 많이 떨어집니다.

예방접종에는 능동면역과 수동면역 두 가지가 있습니다.

수동면역은 이미 만들어진 항체를 포함한 면역글로불린을 인체에 주어 해당 감염을 예방하는 것으로, 수두 환자와 접촉하였을 때 정상인에서 얻은 수두에 대한 항체를 모은 면역글로불린을 맞는 것이 가장 대표적입니다.

능동면역은 약화시킨 감염균(또는 바이러스)을 직접 접종해 항체를 형성하도록 유도하는 것을 말합니다. 예방 백신 속의 감염균(또는 바이러스)이 살아있는 것이 생백신이고, 균을 불활성화시킨 것이 사백신입니다. 생백신은 물론 처리 과정에서 그 독성을 많이 약화시켜 놓았지만 면역성이 저하되어 있는 환아들이 감염될 위험이 아주 없는 것은 아닙니다. 그래서 면역성이 떨어지는 항암치료 중에는 생백신 접종을 금하고 있습니다. 생백신은 아이들이 건강할 때 주기적으로 접종받는 많은 백신이 포함됩니다. 결핵(BCG), 경구용 소아마비(최근에 주사용 소아마비로 바뀌었고 이는 사백신임), MMR로 일컬어지는 홍역, 볼거리, 풍진과 수두 백신 등 다수가 생백신 제제입니다. 사백신으로는 매년 독감 시즌 전에 맞는 인플루엔자 백신이 그 하나이고, 그 외에 폐구균, 수막구균, 헤모필루스 B형 백신 그리고 DTaP 등이 있습니다.

소아마비 백신은 특별히 생백신과 사백신 두 가지가 사용되고 있습니다. 경구용이 생백신이고 피하주사용이 사백신입니다. 그래서 경구용 생백신을 환아의 형제가 접종받으면 입으로 들어간 바이러스가 장으로 흘러나와 같이 주거하는 환아에게 전염시킬 가능성이 있으므로 약 4주간은 서로를 격리시켜 놓아야 하는 것입니다. 물론 사백신을 접종받았을 때는 문제가 되지 않습니다. 같은 생백신이라도 피하에 맞는 MMR은 형제끼리 감염시킬 가능성은 거의 없습니다.

환아의 예방 접종은 대개 항암치료가 끝나고 최소 3개월 내지

6개월은 지나야 합니다. 그때가 되면 환아의 면역기능이 점차 정상으로 돌아와 생백신에 의한 감염의 위험도 사라지고, 또 환자가 항체도 직접 형성할 수 있는 면역성을 갖게 되기 때문입니다. 물론 항암치료의 강도와 그 치료 기간에 따라 면역성의 회복에 차이가 있습니다. 특히 고용량항암치료 후 자가조혈모세포이식을 받았거나 동종조혈모세포이식을 받은 환아들은 최소 1년 정도는 예방접종을 삼가고 있습니다. 1년이 지난 후라도 면역억제제를 계속 복용하여야 하는 환자들은 면역성 회복이 늦어 예방접종을 당연히 더 늦추게 됩니다. 이런 여러 상황에 따른 자세한 예방접종의 종류와 그 접종 스케줄은 담당주치의에게 하나하나 확인받아야 합니다.

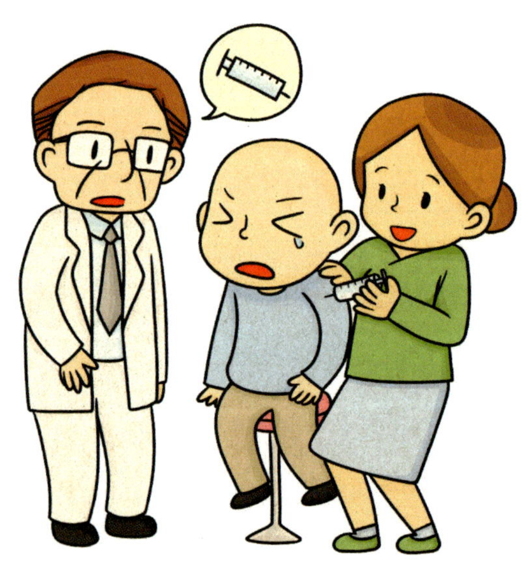

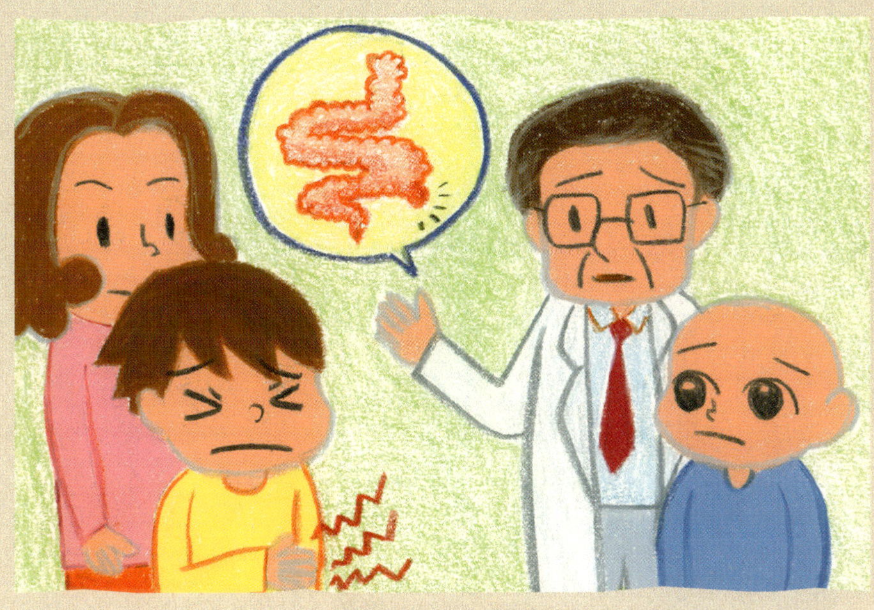

동생이 배가 아프다고 엄마와 내가 병원에 가려는데 떨어지지 않으려 했다. 할 수 없이 같이 병원에 와서 함께 진료를 받았다. 선생님은 동생을 진찰하시더니 아무래도 맹장염 같다고 소아외과 선생님 앞으로 입원시키셨다. 동생은 배가 아프면서도 형 주치의 선생님이 자기도 진료해 주셨다며 오히려 자랑했다.

암 치료를 받고 있는 환자도 어려운 병원생활을 하느라 매우 힘들지만, 아프다는 이유로 엄마와 아버지의 관심을 온통 아픈 형에게 빼앗기고, 친척집을 전전하며 하루하루를 지내는 형제들도 어려움이 많습니다.

그럼 이런 환아의 형제자매들의 공통된 걱정은 어떤 것들이고, 이들의 심리상태는 어떤지, 또 형제자매들에게 어떤 행동이 나타나는지를 알아보겠습니다.

첫째로 암이 왜 내 형에게 생겼을까 하는 의문을 갖습니다. 내가 그동안 형을 때리거나 괴롭혀서 생긴 것이 아닌가 하는 죄의식에 사로잡히는 경우도 있습니다. 정말 형의 암이 내가 한 어떤 못된 행동 때문에 생겼다면 어쩌나 하는 고민도 생기게 됩니다. 둘째로 형의 병이 점점 나빠지면 어떻게 되나 하는 두려움, 그리고 정말 죽으면 어쩌나 하는 고민에 빠질 수도 있습니다. 이런 아이들에게 어머니가 현명하게 대처해야 할 일은 무엇

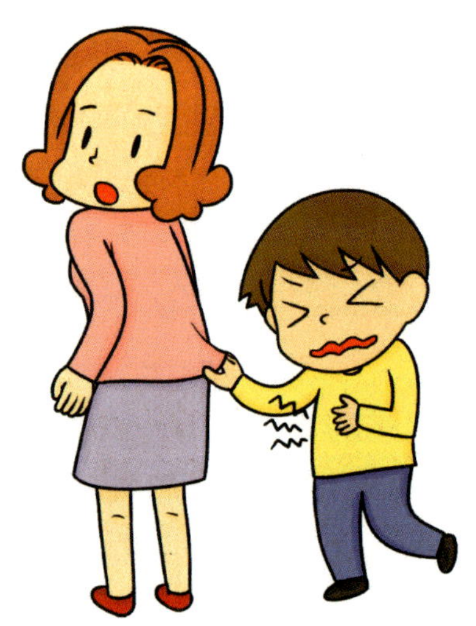

보다도 형의 암이 너 때문에 생긴 것이 아니라는 것을 강조하는 일이고, 치료를 잘 받으면 점점 좋아질 수 있다는 것을 말해주는 것이 좋습니다. 만약 병이 뜻대로 회복의 기미가 안 보이면 솔직하게 병의 경과를 있는 그대로 말해주는 게 좋습니다. 셋째로 아이들의 걱정은 형의 암이 나에게도 옮지는 않는가 하는 의문을 갖는 것입니다. 물론 암은 전염병이 아니니 절대로 옮지 않는다는 것을 강조해 안심시켜 주어야 합니다. 넷째, 아이들의 걱정 중에 가장 큰 의문은 형이 끝내는 죽는 게 아니냐는 것입니다. 물론 암의 종류에 따라 부모도 또 의료진까지도 명확하게 예후를 예측하지 못하는 경우가 있습니다. 하지만 지금 병원에서 의사들이 최선을 다해 치료 중이니 희망이 있다는 말로 위로를 해 주고, 또 엄마 아빠도 열심히 간호해 꼭 형을 낫게 해 주겠다는 의지를 옆에서 직접 보여 주어 불안을 해소시켜 주어야 합니다.

혹, 형제가 싸울 때에도 아픈 형의 편만 들어주는 엄마는 동생의 눈에는 더없이 밉게 보일 수 있습니다. 왜 우리가 다투면 항상 형만 감싸주는 것일까? 그리고 왜 나만 핀잔을 주는 것일까? 오만 가지 서러운 심정에 휩싸여 감정이 북받칠 때가 있게 됩니다. 그래도 오랫동안 병원에서 엄마와 환자인 형이 안 돌아오면 또 이번엔 형이 정말 죽은 것이 아닌가 하는 불안에 벌벌 떨기도 합니다. 혼자 떨어져 있는 서러움, 형에 대한 걱정, 또 엄마에 대한 그리움 등이 합쳐 집에 남아 있는 아이의 행동에 변화가 오기도 합니다. 복통, 야뇨증, 두통, 소외감 등으로 자존감이 낮아질 수 있고, 사춘기 아이라면 금지된 약물이나 술에 빠질 수도 있습니다. 오랫동안 고통받는 형을 지켜보며 죽음에 대한 공포를 느낄 수도 있습니다. 다행히 7~8세까지는 죽음에 대한 개념이 약해 그저 잠시 슬픈 감정을 느끼긴 해도 죽음이 영원한 이별이라고 생각하지 못하며 친구들과 노는 현실에 곧바로 정신을 빼앗기는 것이 상례입니다. 아이의 성숙도에 따라 다르겠지만 대개 12세가 되어야 죽음의 의미를 올바로 인식하며 슬픈 감정에 휩쓸려 정말 힘겨워하게 됩니다. 이때에 부모의 역할이 중요하며 아무리 부모 자신이 힘든 상황이라도 가능한 한 시간을 내어 슬픔에 사로잡힌 아이를 충분히 위로해 주고 사랑을 보여 주어야 합니다.

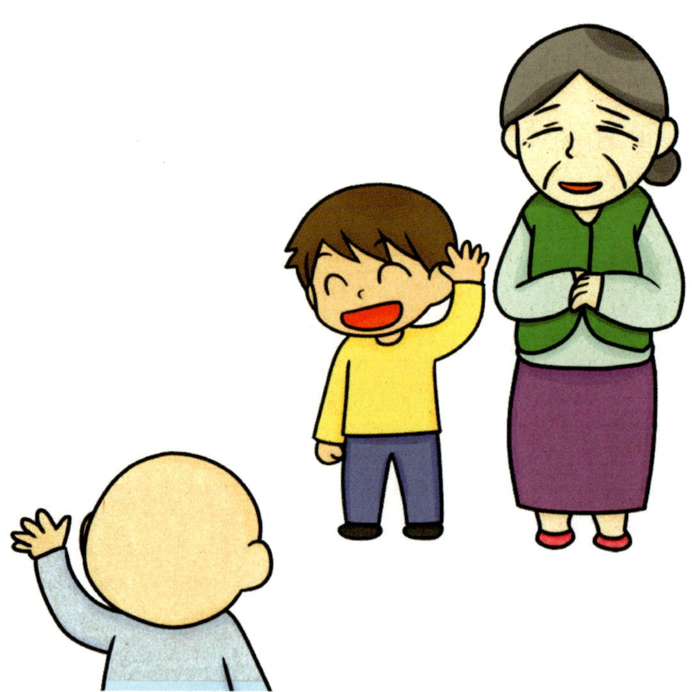

제목　　동생이 맹장염에 걸리다 2

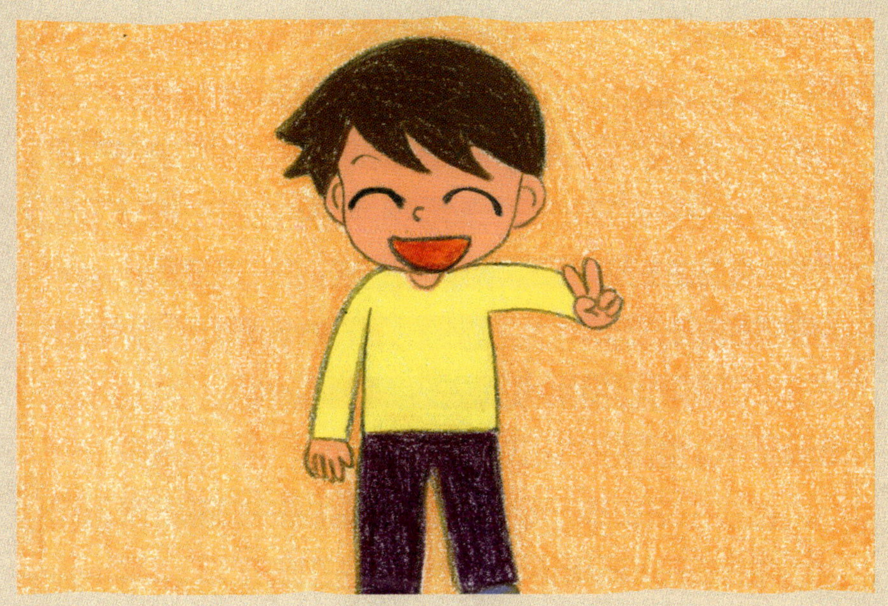

오늘은 외래진료를 보는 날인데, 동생도 소아외과 선생님을
보러 같이 왔다. 진료를 받은 후에 나가려는데 동생이 우리
선생님께 자기도 진찰해 달라고 한다. 선생님께서 웃으면서
진찰해 주셨다. "이제 다 나았네!" 동생은 "와, 형 선생님이
나도 진찰해 주셨다." 한다. 그동안 내가 부러웠나 보다.

제목　　내 동생 2

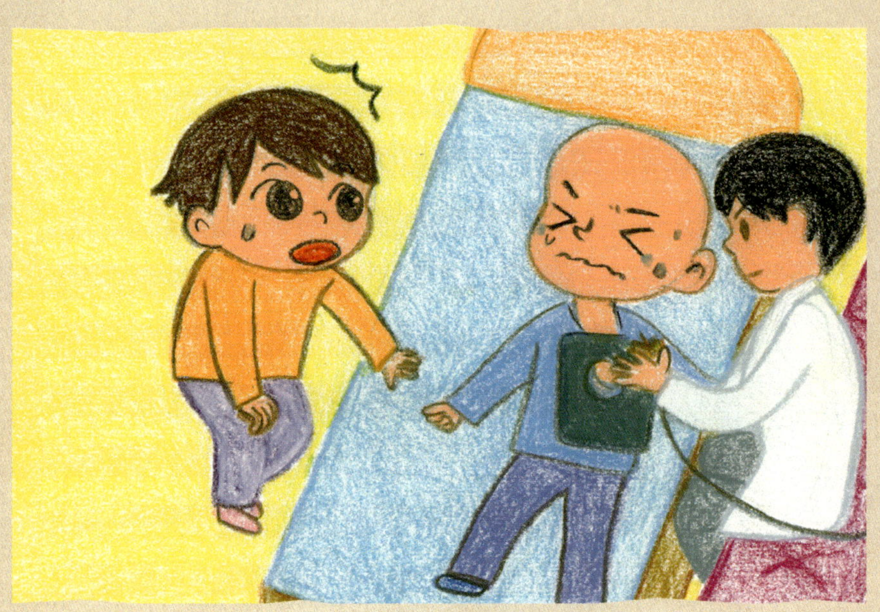

치료를 시작한 지 1년이 다 되어 간다. 동생도 유치원을 다니기 시작하면서 이제는 나를 싫어하지 않는다. 특히 나와 함께 병원에 와서 내 병에 대해 직접 설명을 듣고, 내가 아픈 후버바늘을 꽂는 것을 보고 난 후에는 더 이상 나를 째려 보지 않는다. 오히려 형이 아프지 않은지 걱정한다. 유치원에 들어가더니 많이 의젓해졌다.

🧠 임상시험이란?

임상시험이라고 하면 부모들은 우리 아이가 새로운 약물로 동물실험 대상이 되는 것으로 착각하고 또 치료 도중 큰 부작용을 얻을까 봐 겁을 먹게 됩니다. 그래서 임상시험에 관한 이야기가 나올 때면 마음이 철렁 가라앉아 적극적으로 참여 의사를 요청하기보다는 오히려 의료진을 일단 의심하는 경우를 자주 목격합니다. 어떠한 새로운 약물도, 또 새로운 처치 방법도 일단은 쥐나 다른 동물을 이용해 유용성은 물론 부작용의 강도에 관한 정보를 얻은 후에야 사람에게 임상실험이 허용됩니다. 그러므로 임상시험은 사람에게 하는 것이지 개나 쥐 같은 동물들을 대상으로 실험하는 경우를 말하지 않습니다.

흔히 임상시험을 크게 세 가지 단계로 구분합니다.

제1상 Phase I

환자의 치료 중에 기본적인 표준 치료가 실패했을 경우(뇌종양이 재발했거나 또는 치료 중에 종양의 크기가 전혀 감소하지 않을 경우 등)에 진행되는 실험을 말합니다. 동물실험을 거쳐 그 약효가 규명된 새로운 약 중에서 하나를 골라 소수의 뇌종양 환자에게 사용해 봄으로써 그 약의 효과와 부작용이 어떤 것인지 그리고 또 안전한 용량은 얼마인지를 알아보는 실험입니다. 유전자치료 같은 새로운 치료 방법을 도입할 때 그 치료법이 효력이 있는 것인지, 그리고 그 독성은 어떤 것인지를 조사하는 실험으로, 자원하는 환자 약 10~12명을 대상으로 합니다.

제2상 Phase II

제1상 시험을 통과한 약을 대상으로 시험을 합니다. 약 20~50명의 환자를 대상으로 하는데, 새로 선택된 약이 어떤 종양에 효과가 있는지를 조사하게 됩니다.

제3상 Phase III

한발 더 진보된 연구로 100~120명 이상의 환자를 중심으로 진행하는 시험으로 새로운 치료법 또는 새로운 약이 기존의 표준 치료법 또는 약물보다 더 좋은지, 또는 적어도 손해는 없는지를 알아보는 연구입니다. 이 실험은 환자의 대상이 많아 한 병원에서 이루어질 수 없고 여러 병원이 함께 참여해 엄격히 절제된 상황에서 엄정하게 진행됩니다. 이런 경우 대개는 새로 개발한 약이 종양을 얼마만큼이나 줄이느냐를 보는 경우보다는 환자가 얼마나 더 생존해 가는지를 눈여겨보는 경우가 많습니다. 만약 새로운 치료법이 기존의 치료보다 더 좋은 결과를 가져오면 다음엔 이 새로운 치료 방법이 표준 치료법으로 전환되어 적용되는 것입니다. 이러한 제3상 임상연구 중에는 피검사, 소변검사 등을 통해 독성을 감시해 가면서 환자의 안전을 위한 여러 가지 방법을 강구해 나갑니다. 미국의 경우 주로 국립암연구소National Cancer Institute에서 임상연구를 감독하는데 다양한 종양별로 치료 반응을 상세히 조사하는 한편, 피, 소변, 척수액, 암 조직 등의 표본을 이용해 생물학적 연구를 병행하므로 임상 결과와 더불어 뇌종양의 특징을 면밀하게 조사하여 훗날 더 좋은 치료법 개발을 추구하고 있습니다. 이미 미국에선 이런 임상시험이 30~40년간이나 면면히 이어와 오늘날 우리 아이들이 받고 있는 치료가 표준 치료로 자리 잡은 것입니다. 우리나라에서도 늦은 감은 있지만 대한소아뇌종양학회가 9~10년 전부터 생겨나 우리 아이들의 실정에 맞는 뇌종양 치료 프로토콜이 개발되었고, 이를 통해 다양한 뇌종양 환아를 대상으로 전국적인 임상시험이 활발하게 시행되고 있음은 여간 다행한 일이 아닙니다.

성인과 달리 소아에서 오는 임상시험의 문제점은 어떤 것들이 있을까요?

❶ 우선 윤리적인 문제가 대두됩니다. 성인은 환자 본인이 결정할 수 있지만 소아는 부모가 대신 결정해주어야 합니다. 그러므로 생명에 위험을 줄 수 있는 극단적인 치료보다는 보수적인 치료법을 선택하게 되는 경향이 있습니다.

❷ 항암약물의 반응, 방사선치료의 반응 등은 소아와 성인에 차이가 있어 성인의 치료법을 그대로 소아에게 도입할 수는 없

습니다. 그래서 소아에서 따로 임상시험이 필요한 것입니다.

❸ 또한 같은 이름의 종양이라도 성인과 소아에서 차이가 나타나는 경우가 많은데 특히 그 생존율의 차이가 심한 편입니다.

❹ 성인과 달리 소아에서는 어떤 치료법 또는 새로운 약물을 도입하든 장기적인 부작용을 꼭 생각해야 합니다.

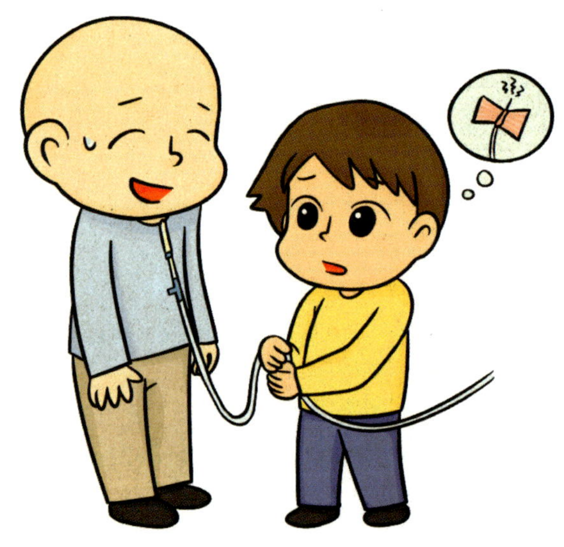

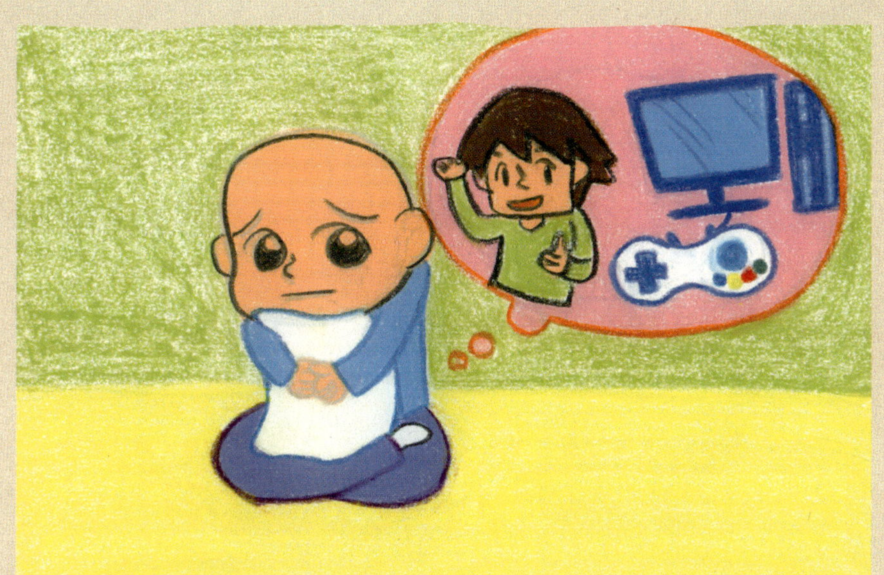

형을 최근 3개월간 못 만났다. 엄마에게 "형은 언제 입원해?" 하고 물어 보니 엄마는 조금 당황하면서 "형은 완치가 되어서 이제는 외래로만 다녀." 하신다. 다 나았다니 정말 좋겠다. 그래도 내가 입원하면 보러 올 줄 알았는데, 나는 형이 보고 싶은데, 이제 게임을 하면 내가 이길 자신도 있는데…….

위의 내용에 나오는 형은 자가조혈모세포이식에 실패하여 사망하였으나 건한이는 그런 사정을 모르고 계속 기다리고 있는 상황입니다.

완화요법이란?

완화요법Palliative treatment은 소아암 환자가 더 이상 완치되기가 어렵다고 판단될 경우, 의료진과 상의하여 완치를 위한 치료는 더 이상 하지 않고, 일상생활을 최대한 유지하고 암의 진행을 최대한 지연시킬 수 있는 약제를 선택하여 치료하는 방법입니다. 이런 경우는 보호자(또는 환자)가 질환에 대해 충분히 이해하고 의료진을 신뢰할 경우에 가족과 (가능하면 환자와도) 충분히 상의한 후에 취할 수 있는 방법입니다.

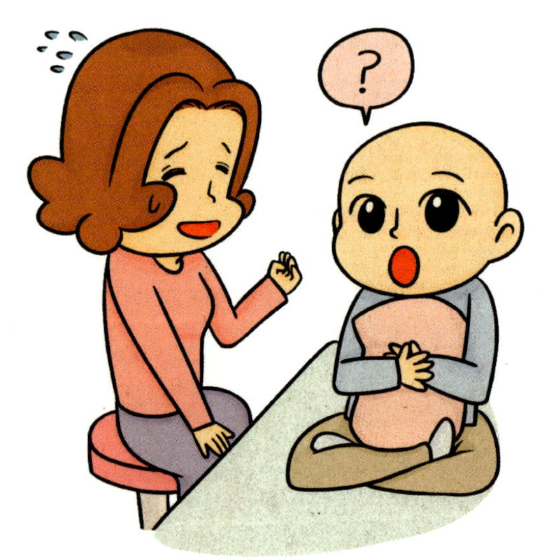

완치를 위한 치료를 진행할 경우 골수억제 등으로 자주 병원에 방문하여 혈액 검사를 하고 필요시 수혈도 하고, 때에 따라서는 발열이 있어 입원하게 되어 일상생활(등교, 친구 만나기, 가족여행 등)을 하지 못하는 경우가 대부분입니다.

완화치료를 하게 되면, 되도록 병원 방문을 최소화하고 항암제도 주사가 아닌 경구용으로 하여 환아가 가족 또는 친구와 지낼 수 있는 시간, 정상적으로 학교를 다니거나 또는 여행을 갈 수 있는 기회를 주고자 함입니다. 이때 그동안 하고 싶었으나 치료 때문에 하지 못하였던 것들을 하게 해주는 것도 좋습니다.

🌱 심폐소생술 금지

환자가 갑자기 호흡이 멈추거나 심장이 뛰지 않아 그 시기만 지나가면 다시 원래의 상태를 회복해 위급 상황을 넘길 수 있는 방법이 심폐소생술Cardiopulmonary resuscitation입니다. 환자가 숨을 못 쉬면 기도에 튜브를 넣어서 기계로 숨을 쉬도록 하고, 심장이 뛰지 않으면 심장 위의 흉골을 밖에서 압박하여 심장에 혈액이 들어가서 각 기관에 보낼 수 있도록 합니다. 또한 필요한 경우에는 심장을 뛰게 하는 약을 주사하거나 전기 충격을 주기도 합니다. 이는 모두 환자에게 손상을 일으킬 수 있으나 그 순간만 지나면 다시 회복되어 생존 가능성이 있을 경우에 시행합니다.

그러나 사망이 멀지 않았고, 비록 심폐소생술을 실시하여 잠깐 폐와 심장의 기능이 돌아왔다 하더라도 길지 않은 시간 내에 다시 같은 상황이 되고, 심폐소생술에 의한 손상(늑골 골절, 심장 손상 등)으로 환자에게 고통만 가중될 것으로 예측되는 경우는 심폐소생술을 시행하지 않는 것이 나을 것입니다. 이런 내용에 대해 보호자/환자와 충분이 상의하여서 그런 상황이 되면 심폐소생술을 하지 않겠다(Do not resuscitation, DNR)는 서약을 미리 합니다.

보통 환자가 어른일 경우는 본인이 의식이 명료할 때 미리 결정할 수 있기에 서약서 작성이 그리 어렵지는 않습니다. 다만 그런 결정을 내릴 수 있도록 의료진이 설명할 기회를 갖는 것이 우선일 겁니다. 그러나 소아의 경우는 그렇게 쉽게 생각하기 어렵습니다. 오랫동안 치료에도 호전되지 않는 아이를 보는 보호자는 더 이상 아무런 의료적 처치를 하지 않고 하늘나라로 아이를 보내야 한다는 이야기를 들으면 쉽게 동의하기 어려울 것입니다. 그러나 그동안의 모든 치료 방법에도 호전되지 않았다면 이제는 완치를 목표로 하여 아이를 더 힘들게 하기보다는 아이의 목소리를 듣고 눈빛을 마주하며 같이 가까운 곳이라도 놀러 가는 것이 아이를 위해서는 더 나을 수도 있습니다. 그러므로 환자의 활동에 제약이 되지 않는 한도 내에서 영양 공급, 통증 치료, 수혈 등을 시행하는 방법을 취합니다.

제목   대상포진에 걸리다

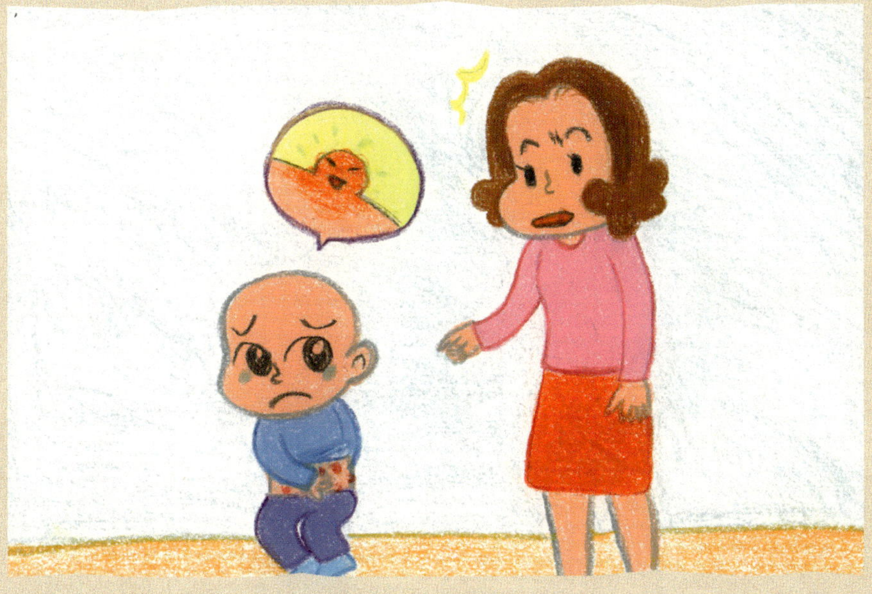

벌써 항암제를 시작한 지 1년이 되어 간다. 다음이 마지막 항암제이다. 밤에 자려는데 왼쪽 등 가운데가 갑자기 아프다. 엄마가 보시고는 물집이 있다고 얼른 병원에 가자고 하신다. 응급실에서 당직 선생님께서 보시더니 '대상포진'이 의심된다고 입원하라 하신다. 주사를 맞고, 연고를 발랐더니 아픈 것이 좀 나아지는 듯했다.

대상포진Herpes zoster이란 수두-대상포진바이러스Varicella zoster virus가 재활성화한 것입니다. 어릴 때 수두에 감염되었거나 수두 예방접종을 한 후에 몸에 들어왔던 수두바이러스가 신경절Dorsal root ganglion에 잠복해 있다가 몸의 면역체계가 약화되었을 때 재활성화되어 나타납니다.

처음에 수두에 감염되었을 때는 몸 전체에 이슬방울과 같은 물집이 잡히고, 약간의 발열과 가려움증이 있으나 대부분은 특별한 치료 없이 호전됩니다. 그러나 이때 수두바이러스는 완전히 없어지지 않고, 신경절에 잠복해 있습니다. 그러다가 면역이 약화되면 재활성화하여 대상포진을 일으킵니다.

항암화학요법을 받거나 방사선치료를 받는 등, 면역이 약화된 경

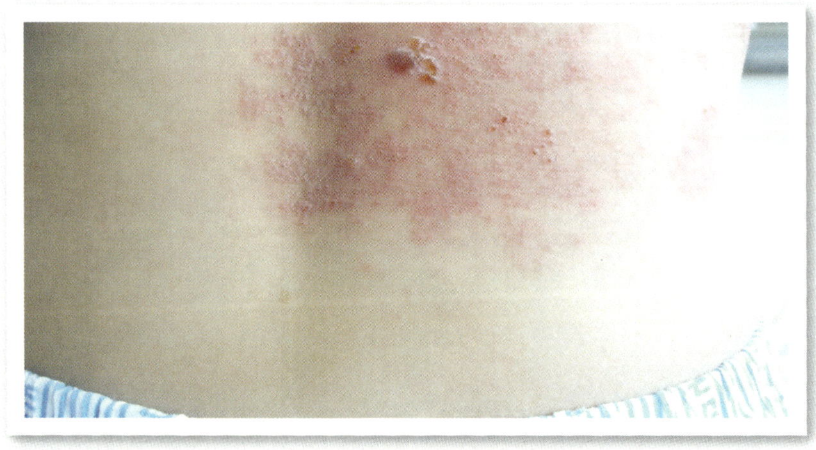

우에는 이렇게 신경절에 잠복해 있던 수두대상포진바이러스가 재활성화되어 수두와 같이 물집을 만듭니다. 재활성화된 수두대상포진바이러스는 띠모양으로 많은 수의 물집들을 만들기에 그 모양을 질병명으로 하여 대상포진帶狀疱疹이라고 부릅니다.

대상포진은 심한 통증과 발적을 동반한 물집이 생기고, 몸에 분포되는 피부신경절을 따라 퍼지기 때문에 왼쪽 또는 오른쪽 한쪽에만 나타나는 것이 특징적입니다. 또한 피부 발진이 생기기 전에 발열과 두통 등의 증상이 나타나기도 합니다.

치료는 마지막 물집이 생긴 후 3일까지 항바이러스제를 주사로 투여하며, 피부 물집에 심한 가려움증과 통증에 대한 처방을 받게 됩니다.

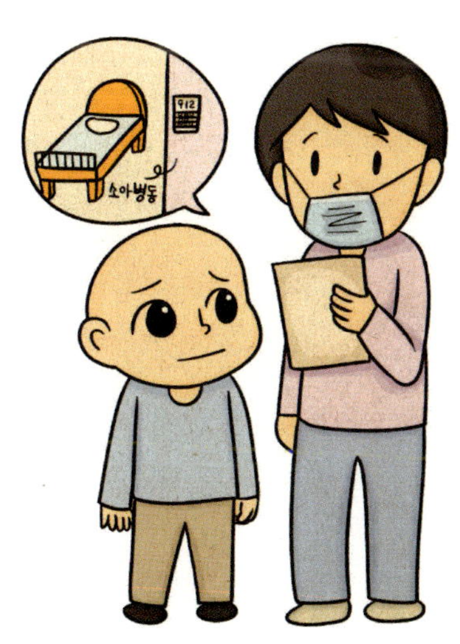

수두를 앓거나 예방접종을 한 적이 없는 사람이 대상포진에 걸린 사람과 접촉하면 수두에 걸릴 수도 있습니다. 또한 면역이 약화된 사람이 대상포진 환자와 접촉하면 대상포진에 걸릴 수 있으므로 격리해야 합니다. 물집에 모두 딱지가 앉으면 전염성이 사라집니다.

대상포진 치료를 받은 후 회복될 때까지 항암제 투여는 보통 지연됩니다.

5부

병원을 나오는 날

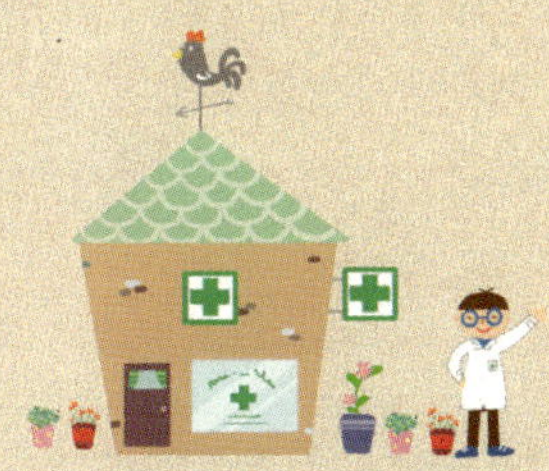

항암치료 완료

박트림 먹기 2

3학년 봄, 개학

내 머리카락이 곱슬머리가 되었다

첫 등교

제목　항암치료 완료

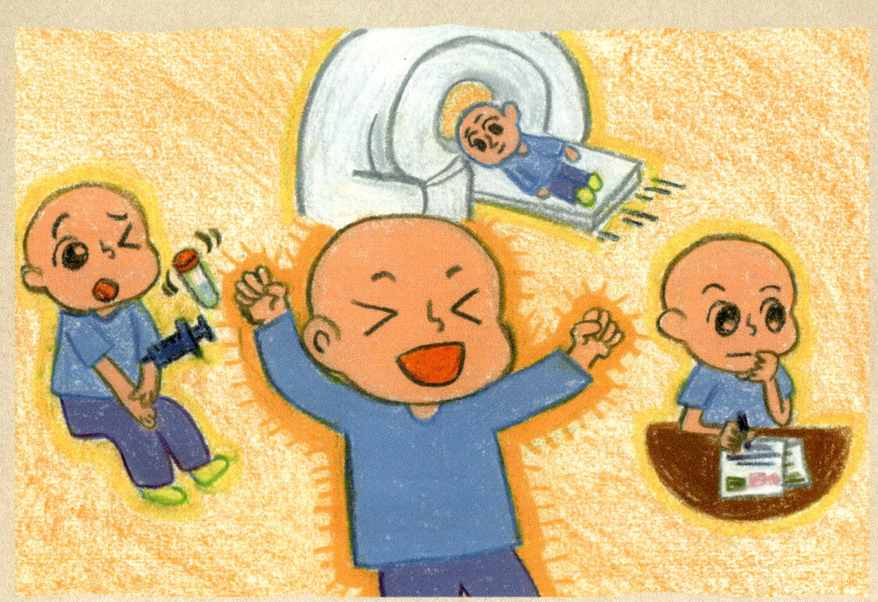

치료가 끝났다. 어제 마지막으로 항암주사를 맞았다. 이제는 병원에 입원할 일은 없다. 하지만 아직도 해야 할 검사가 잔뜩 있다. 매달 혈액 검사를 하고, 3개월에 한 번씩 머리 MRI를 찍고, 때로는 척추 MRI 검사도 해야 한다. 1~2년 지난 후에는 아이큐 검사도 해야 하고, 호르몬 검사도 해야 한단다.

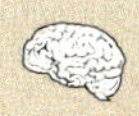 추적관찰 : 치료가 끝난 후 행복한 순간

기나긴 치료가 끝나고 꿈에 그리던 말, "MRI도 깨끗하고, 이제는 항암치료를 받을 필요가 없네요." 이런 희망적인 말을 들을 때의 그 기쁨은 겪어 보지 않은 사람은 상상도 못하는 생애의 가장 값진 순간임에 틀림없습니다. 이제는 더 이상 치료가 필요 없어, 약물로 인한 구토, 발열, 그리고 그렇게 두려워했던 병원의 입원실, 이런 모든 힘들었던 것이 사라지고, 그 많던 잠 못 이루었던 밤도 추억거리일 뿐, 장밋빛 미래만이 눈앞에 펼쳐지기를 바라는 꿈을 꾸지만 많은 환자와 가족들에게는 치료 종료가 마음의 진정한 평화를 가져다주기에는 현실적으로 너무 거리가 멂을 곧 느끼게 됩니다. '완치' 판정이 난 후라도 건강에 대한 걱정으로 정신적인 불안은 오래도록 가시지 않습니다, 이런 불안감은 전쟁을 치른 후의 외상후스트레스장애에 버금가며, 환아보다는 부모들에게서 불면, 정신 불안정 등 여러 형태의 정서적인 상처로 더 많이 나타납니다. 가장 큰 걱정은 암의 재발인데 이는 다행히 시간이 흐를수록 조금씩 나아지지만 정확한 재발의 확률 등의 의문은 꼬리를 물고 나타납니다. 그러므로 암 치료 후의 건강 문제는 의료진과 허심탄회하게 상의하고 치료가 종료된 다른 가족들과 서로 소통하면서 차차 자신감을 얻어나가야 합니다. 물론 육체적 · 정신적인 건강 문제 외에 특히 청소년들은 학교, 직장, 친구, 결혼 등의 현실적인 문제가 눈앞에 산적해 있어 안타까움을 더해 줍니다.

특히 항암제와 더불어 중추신경계통에 방사선치료를 받은 대부분의 뇌종양 환자에게선 학력 저하, 기억력 감소, 정신 집중의 어려움 등 신경인지 기능의 저하가 올 수 있고, 뇌종양 수술로 인한 운동 장애 등으로 삶의 질을 떨어뜨려 이를 극복하기 위하여 소모되는 검사비, 재활 치료비 등은 또다시 경제적인 타격을 크게 가져오기에 충분합니다.

치료 종료 후 의료진과 사회복지사 그리고 부모, 환자 모두가 함께 풀어 나가야 할 문제들은 이렇게 산적해 있습니다. 그중 중요한 것만 추려 봐도 항암제의 후기 부작용, 수술 또는 뇌종양 자체에 의한 신체기능의 장애, 정신적인 문제, 인지기능의 저하, 재발 가능성의 두려움, 새로운 2차암 발생에 대한 불안, 사회적인 문제, 직장관계, 가족 간의 문제, 경제적인 문제, 생명보험의 문제 등 이루 헤아릴 수 없을 정도입니다.

소아뇌종양의 진단을 받은 후 그 치료 단계에 들어서면서부터는 의료진이나 환자·가족 모두에게 치료의 목표는 우선 암의 완치일 수밖에 없습니다. 하지만 이에 못지않게 중요한 것은 '삶의 질'의 문제입니다. 소아암 치료 후 장기생존한 환자의 60%가 신경적·정서적 또는 신체적으로 얼마간의 장애를 받고 살아갑니다. 이들에게는 신체적 부자유, 내분비 장애, 성장 장애, 생식기능, 학교생

활의 문제점, 인지기능의 저하, 부모와의 관계, 친구, 연인, 가족관
계, 형제자매간의 갈등 등 실생활에 어려운 점들이 많이 도사리고
있습니다.

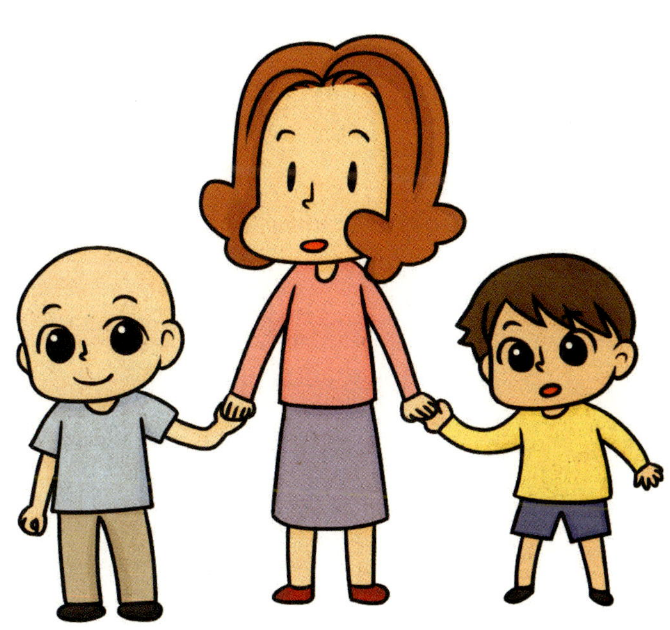

제목   박트림 먹기 2

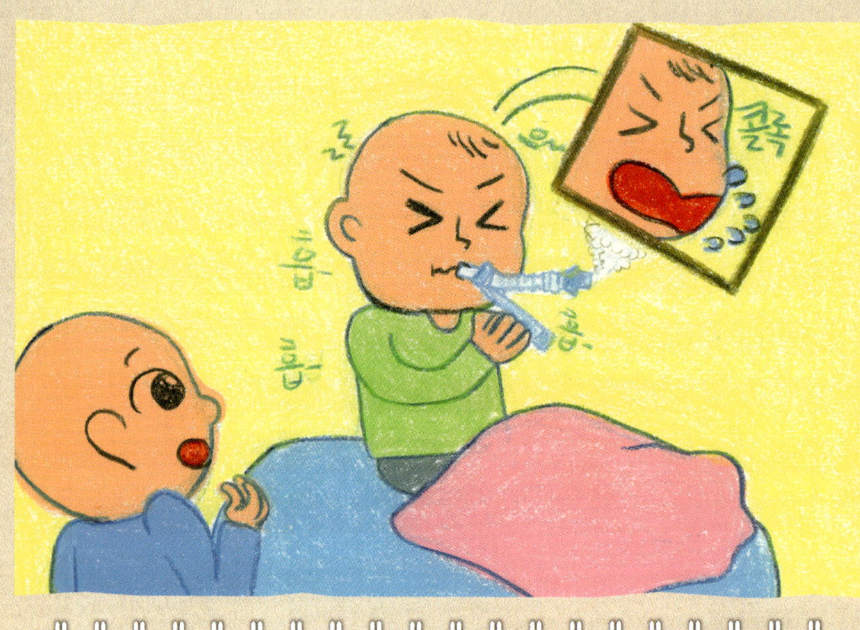

박트림은 항암제 끝난 후 3개월만 더 먹고 안 먹어도 된다고 한다. 정말 다행이다. 금, 토, 일요일 챙겨서 먹는 것이 쉽지 않았다. 약을 챙겨 먹기 어려워 4주에 한 번씩 흡입치료를 하는 형도 있다. 나는 흡입하는 것이 쉽지 않아 약을 먹었다.

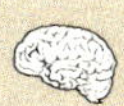 후기 합병증 : 신체적 문제 1 - 성장저하및기타내분비질환

뇌종양 진단을 받은 후 부모에게 제일 먼저 떠오르는 생각은 내 아이가 무사히 살아남을 수 있을까 하는 의문입니다. 어느 정도 아이의 치료가 끝나고, 병원 안팎의 생활에도 익숙해져서 몸의 안정을 되찾게 되면 부모들에겐 또 여러 가지 앞날의 걱정이 몰려옵니다. 그중의 하나가 내 아이가 신체적으로 제대로 성장하지 않고 있음을 알게 되는 것입니다. 암치료 중에는 항암제, 방사선 등에 의한 식욕저하로 몸이 마르고 제대로 성장하지 못하는 경우가 흔합니다. 하지만 치료가 끝나고 식욕도 정상으로 돌아왔는데도 키가 자라지 않는다면 우선 내분비계의 이상, 즉, 성장호르몬의 감소를 생각해야 합니다. 내분비선은 호르몬(화학적 전령물질)을 분비하여 혈액을 따라 특정 표적 기관의 조직에 도착해 그 기능을 촉진시켜 주는데 이런 호르몬의 결핍 또는 과다 방출을 내분비질환이라 부릅니다. 뇌종양 환아에서 나타나는 중요한 내분비질환은 뇌 안에 자리 잡고 있는 시상하부와 뇌하수체의 기능 장애로 오는 경우가 가장 많습니다.

뇌종양 환자에서 내분비질환이 생기는 경우는 크게 두 가지로 나누어 생각할 수 있습니다. 첫 번째는 시상하부와 뇌하수체 자체에 종양이 생겨서 내분비선이 파괴되거나 수술적 적출로 내분비선이 제거되는 경우 또는 방사선치료에 의해 이 부위의 조직이 손상되는 경우가 있습니다. 두 번째로는 뇌의 다른 부위에 생겨난 종양이라 할지라도 특히 전뇌방사선치료 등 방사선치료에 의해 시상하부-뇌하수체 축에 손상이 오면 이에 따른 내분비 장애가 따르는 것입니다.

우선 시상하부나 뇌하수체는 서로 아주 근접해 있고 이 부위에서는 주로 두개인두종, 시신경로교종, 조직구증 그리고 배아세포종이 발생하고 소아에서는 드물지만 뇌하수체선종Pituitary adenoma도 발생합니다. 뇌하수체는 전엽과 후엽으로 나뉘는데 전엽에서는 6가지 호르몬 그리고 후엽에서는 2가지 호르몬이 분비됩니다. 시상하부는 뇌하수체 전엽의 호르몬 분비와 밀접한 관계를 유지합니다. 뇌하수체 전엽에서 나오는 대표적인 호르몬이 성장호르몬입니다. 예를 들어 이 부위에 생긴 두개인두종을 수술로 적출했을 때 뇌하수체 전엽까지 같이 적출되어 나오면 아이의 성장호르몬은 완전히 없어지므로 아이는 키가 더 이상 자랄 수 없는 것입니다. 또한 뇌하수체와는 떨어져 있는 장소에서 발생하는 성상세포종, 수모세포종, 뇌실막세포종 등 뇌하수체와는 거리를 둔 곳에 있는 경우에도 전뇌방사선치료를 받으면 뇌하수체까지 방사선이 갈 수 있으므로 성장호르몬의 분비가 감소되어 환아의 성장에 지장을 일으킵니다.

정상적으로 아무런 탈 없이 자라나는 아이에서, 내 아이의 키가 다른 아이들보다 작다고 다 뇌하수체에 종양이 있다거나 또 성장호르몬이 부족한 것은 아닙니다. 부모 또는 조부모의 키, 형제들의 키

등 타고난 신체 조건도 진단에 도움이 되고 현재 아이의 키를 따지는 것보다 근래 키의 성장 속도를 비교해 보는 것이 더 많은 도움을 줍니다. 그래서 의사들은 예전 차트에 기록해 놓은 키를 분석해 아이가 제대로 성장해 왔는지를 눈여겨봅니다. 영아나 사춘기의 아이들을 제외하고는 아이들은 보통 일 년에 4cm 정도는 자랍니다. 또 환자의 과거력에서 환자가 머리에 방사선을 받은 적이 있는지, 뇌수술을 받은 적이 있는지를 알아보고 신경학적 검사(눈동자의 움직임, 얼굴 표면의 무감각 등)를 통해 뇌하수체 근방에 종양, 감염 등의 병변이 있는지도 찾아봅니다. 그리고 혈액 검사에서 성장호르몬의 분비량을 측정하고, 뇌 MRI 촬영으로 뇌하수체 주변에 종양이 있는지를 알아보기도 합니다. 또 손목의 엑스레이검사로 골연령을 측정해 골연령이 실제 연령보다 낮은지를 측정합니다. 뇌종양 치료 중이나 또 치료가 종료된 환아도 만일 키가 자라지 않는다고 생각될 때면 성장호르몬이 부족한지 확인해 보는 것이 중요합니다.

이렇게 과거력, 신경학적 검사, 여러 가지 혈액, 엑스레이 등의 영상 검사를 통해 성장호르몬이 부족하다고 판단되면 성장호르몬 주사가 꼭 필요한지 그렇다면 언제, 얼마 동안 주사를 맞아야 하는지를 결정하게 됩니다.

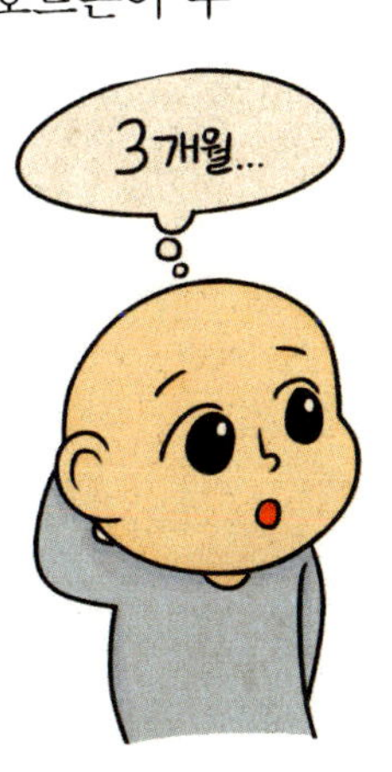

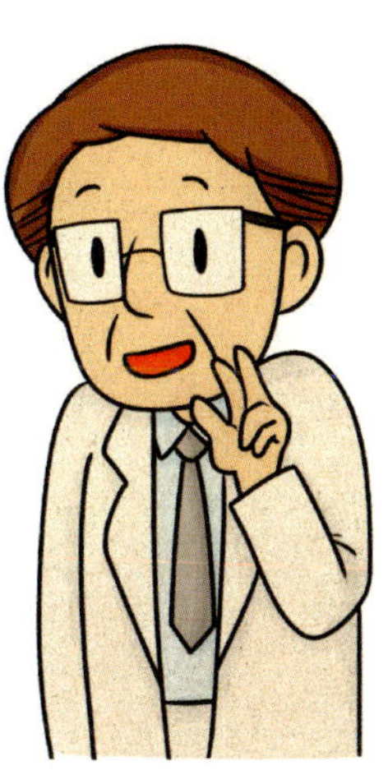

지난 수년간 발표된 의학 논문에서 성장호르몬을 주사하면 새로운 암을 유발하거나 기존의 뇌종양 환자에선 암이 재발한다는 보고도 있었습니다. 그래서 환자가 성장호르몬 주사를 꼭 필요로 하는 경우라도 실제로 치료를 꺼리는 의사들과 부모들이 많이 있었습니다. 하지만 근래 여러 연구에서 성장호르몬의 주사와 암의 재발과는 아무 연관이 없다는 연구 결과가 나와, 요즈음은 많은 아이들이 거리낌 없이 성장호르몬 치료를 받아 키가 커져 학교에서나 사회에서 불편 없이 생활하게 되었습니다. 단지 암 치료 중에는 성장호르몬 주사를 삼가고, 항암치료가 끝난 후 6개월 정도 지나서부터 주사를 맞는 것이 통례로 자리 잡고 있습니다.

뇌하수체의 전엽에서는 성장호르몬 외에 성호르몬이 분비되어 사춘기 아이들의 성장을 가속시켜 줍니다. 하지만 뇌하수체의 질환으로 이들 성호르몬(에스트로젠, 테스토스테론)이 과다하게 배출되는 경우에는 골격계의 성장이 급격하게 진전되어 골단부 융합이 어린 나이에 오게 되어 오히려 성장을 일찍 멈추게 할 수 있습니다. 그러므로 이렇게 뇌하수체의 질환으로 성호르몬의 분비가 과다할 경우에는 성호르몬의 분비를 먼저 치료해야 아이의 성장이 오래 계속될 수 있습니다. 두개인두종, 신경교종, 배세포종 등 안장상부, 시신경로, 제3뇌실 전반부에 오는 (시상하부, 뇌하수체 부위) 종양들은 성장 호르몬은 물론 성호르몬 등의 내분비질환을 초래하게 됩니다. 이렇게 아이의 성장 문제와 내분비질환은 복잡하게 얽혀 있어 소아내분비

질환전문의의 진료가 꼭 필요합니다.

몇 가지 더 열거하면 시상하부에는 식욕조절센터가 있어서 특히 두개인두종 수술 후에 식욕이 증가하여 아이의 체중이 많이 불어나기도 합니다. 그리고 성장호르몬의 분비가 저하되면 당을 분해하는 인슐린에 문제가 생기기도 하고 지방도 분해가 잘 되지 않아 복부비만 등이 오기도 합니다. 여기에 스테로이드까지 복용하는 아이들에겐 체중 조절에 큰 문제를 가져옵니다. 이런 경우 몸무게를 줄이려 운동, 다이어트 등 많은 노력을 경주해도 쉽게 체중을 바로잡기는 어렵습니다.

또 중요한 질환으로는 뇌하수체 후엽에서 분비되는 항이뇨호르몬의 분비 장애를 빼놓을 수 없습니다. 위에 말한 두개인두종, 신경교종, 배아세포종 등에서 이 항이뇨호르몬의 분비가 저하되면 환아에게 다음Polydypsia, 다뇨의 증상이 생겨 부모들을 밤낮으로 애태우게 합니다. 이런 경우 아이는 물을 많이 마시고 소변을 수시로 보고 또 야뇨증이 오게 됩니다. 치료가 늦으면 만성탈수증으로 성장장애까지 올 수도 있는 병입니다. 치료로는 항이뇨호르몬(미니린®, Desmopressin, DDAVP)을 사용하는데 이 약은 정맥용, 경구용이 있고 또 콧속으로 직접 분무하는 방법도 있습니다.

이렇게 뇌하수체는 여러 가지 호르몬을 분비하는데 종양으로 파괴되거나 수술 또는 방사선치료 등으로 손상이 심하게 오면 이런 여러 가지 호르몬의 분비가 동시에 전부 저하되기도 합니다. 이런 경우의 질환을 범뇌하수체저하증Panhypopituitarism이라 부릅니다. 이때는 부족한 모든 호르몬을 보충해 주어야 합니다. 그래서 부신피질호르몬, 성장호르몬, 항이뇨호르몬, 여기에 성호르몬까지 함께 사용해야 하는 환아도 종종 있습니다.

이렇게 뇌하수체 파괴로 호르몬의 분비가 저하되는 것이 보통이지만 반대로 뇌하수체 전엽에 생기는 선종Adenoma 같은 경우에는 오히려 성장호르몬, 유즙분비호르몬, 부신피질자극호르몬 등이 과다하게 분비되어 수술 또는 약물요법으로 호르몬의 분비를 떨어뜨려야 합니다. 다행히 소아에서는 뇌하수체선종은 아주 드문 편입니다.

제목   3학년 봄, 개학

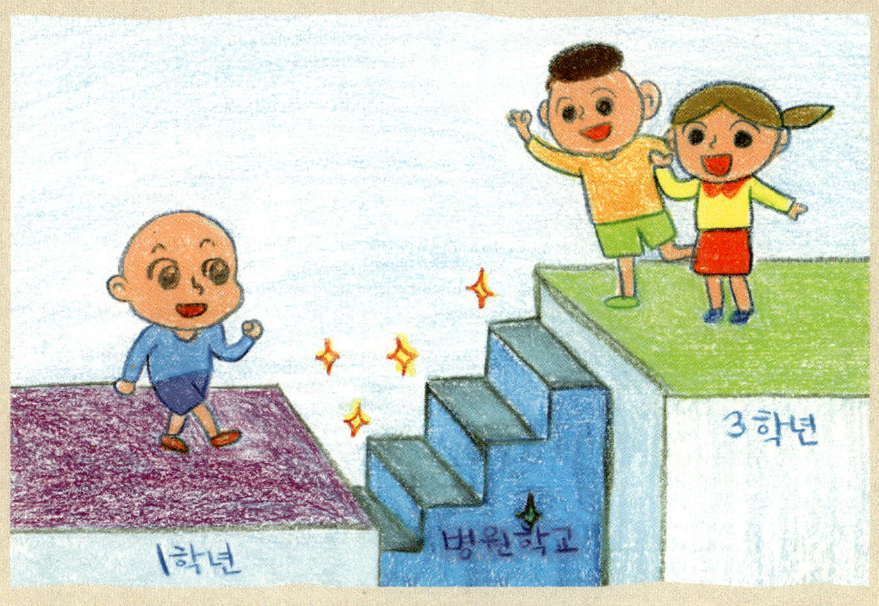

개학을 하면 3학년으로 올라간다. 원래는 지난 1년간 학교를 다니지 않아서 2학년으로 복학해야 하는데, '병원학교'에 다닌 덕에 1학년 때 친구들과 같이 3학년으로 올라간다. 벌써 마음이 설렌다. 열심히 하면 공부는 충분히 따라갈 수 있을 거다.

현재 뇌종양 치료를 받고 있는 아이들이나 또 오래전 치료가 종료된 아이들 모두에게 학업 문제만큼 마음에 커다란 부담을 주는 과제는 드물 것입니다. 근래 전국의 대형 병원에 병원 학교가 속속 생겨나 점차 학업 문제를 해소하고 있지만 아직도 갈 길은 멉니다. 예전에는 뇌종양 환아들은 장기생존이 드물어 치료에만 급급했지 장기생존으로 인해 파급되는 삶의 질, 올바른 학교생활, 실질적인 사회 참여와 또 그들의 공헌 등에 대해선 별로 생각해 볼 여유가 없었던 것이 사실입니다.

현재 우리나라에서는 연 200여 명의 아이들이 뇌종양 진단을 받고, 치료의 향상으로 이들 중 약 150명 가까이 뇌종양을 극복해 사회의 일원으로 복귀하고 있습니다. 미국 통계에 의하면 2010년에는 성인 900명 중에 한 명은 소아암을 극복한 사람이며, 이들 중 20%가 뇌종양을 치료받고 생존한 사람들입니다. 그러니 이들이 사회의 일원으로 책임 있는 삶을 살아가려면 학생시절에 적절한 교육을 받아야 함은 물론입니다. 하지만 뇌종양 환아가 넘어야 할 학업에 관한 문제는 정말로 첩첩산중입니다. 뇌종양 자체로 뇌 부위에 입은 손상, 또 수술, 방사선치료, 항암화학요법 모두로부터 발생되는 전반적인 신체 손상과 인지능력의 저하 등으로 환아들의 학습의 능률은 떨어지고, 치료로 인한 학업의 중단으로 정규 학교 수업조차 제대로 받지 못하게 됩니다.

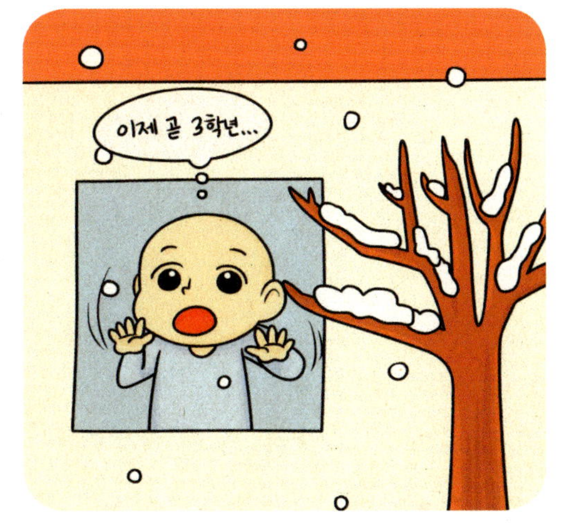

이런 학습 문제를 좀 더 구체적으로 나열하자면 치료의 부작용으로 흔히 일어나는 오심, 구토, 피로감, 감염 등의 증상이 학습을 방해하고, 약물, 방사선치료 후에 생기는 탈모와 스테로이드 복용으로 인한 겉모습의 변화로 환아를 열등감에 빠지게 하고, 학교 수업을 피하게 만듭니다. 이렇게 육체적 고통과 정신적 두려움 등이 겹쳐 학교 수업을 멀리하게 합니다.

하지만 이런 역경 속에서라도 훗날 어른이 되어 당당한 사회인으로 살아가려면 학교생활은 꼭 필요합니다. 학교란 학문적인 지식만을 습득하는 곳이 아니고, 같은 또래의 아이들과 어울리며 건전한 대인관계를 배워야 하는 곳이기 때문입니다. 물론 병원으로 선생님이나 상급 학생들, 가정교사들을 불러 지식을 습득할 수도 있지만, 학교에서 친구들과 어울리면서 배우는 자신의 감정 조절, 타인을 배려하는 마음 등 살아가는 데 중요한 대인관계는 학교 외에서는 얻을 수 없습니다. 환아는 사실 병원에서 오래 생활하면서 의사,

간호사 등 어른들과의 관계는 잘 유지하는 편이고, 또 자기보다 훨씬 어린 아이들과도 잘 노는 반면, 같은 나이의 어린이들과 어울리는 데는 불편을 겪고 있습니다. 이런 점들을 감안할 때 환아들도 가능한 학교생활에 참가해서 같은 또래의 아이들과 사회적인 상호작용(유대감)을 얻어야만 훗날 사회에 나가 대인관계를 원숙하게 유지할 수 있다고 생각합니다.

뼈아픈 일이지만 대부분의 뇌종양 환아들에게 크건 작건 간에 인지기능 장애가 올 수밖에 없습니다. 우선 방사선치료와 항암약물요법으로 피로가 쉽게 오고, 청각 장애로 인한 대인관계의 허점, 시각 장애(특히 시각로 교종) 등으로 인한 보기, 읽기 등의 습득 능력의 저하가 올 수 있으며, 종양 자체에 의한 또는 수술 후에 나타나는 사지 부분마비 등에 의한 행동의 부자유, 특히 방사선치료 후에 나타나는 여러 가지 내분비 계통의 장애, 성장지연 등으로 학습에 지장을 받아 학습의 진도를 따라가지 못하니 학교 성적이 뒤처지게 마련이고 결국 공부에 짜증이 생길 수밖에 없습니다. 사실 많은 뇌종양 환아의 IQ가 60~70 또는 그 이하로 떨어지는 경우도 종종 보곤 합니다. 이렇게 인지능력의 저하를 피하기 어렵지만 그렇다고 환아들이 모든 영역에서 학습능력이 떨어지는 것은 아닙니다. 예를 들면 언어구사 능력이나 남이 한 애기를 이해하는 능력엔 별 지장이 없어 보입니다. 뇌의 발달은 출생부터 단계적으로 이루어지므로 뇌종양이 몇 살에 생겼는지 그리고 방사선치료는 어느 시기에 받았는지

가 학습 능력에 중요
한 관건이 됩니다. 출
생 후 약 2세까지 운
동, 언어능력, 2~4
세부터 시작하여 7세
까지 미세운동 능력, 회
화능력, 기억력 발달, 시력 발
달 등이 점차적으로 오기 때문
에, 뇌종양의 진단 시점과 치료
시기가 훗날 인지기능, 언어능
력, 운동능력 등의 여러 영역에

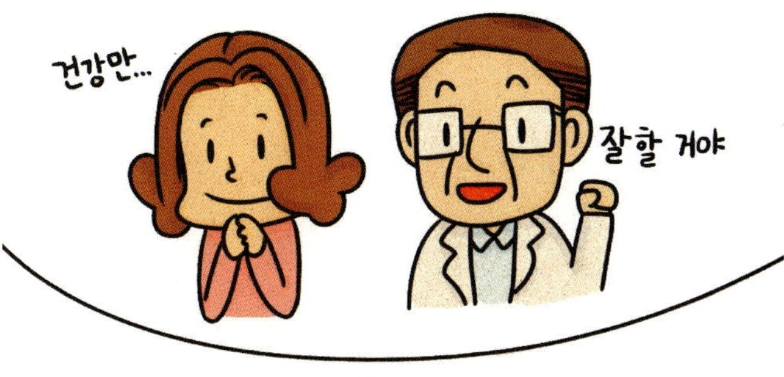

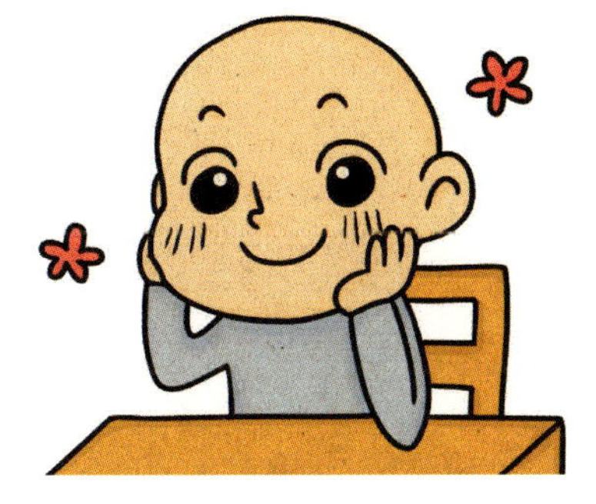

서 나타날 교육성과를 좌우하게 됩니다. 또한 종양이 발생한 뇌의
위치에 따라 시력, 청력, 운동의 장애가 차별화되어 나타날 수 있는
것입니다.

이렇게 뇌종양의 치료로 교육의 지장을 초래하는 요인은 참으
로 많습니다. 몇 가지 요인을 더 추가하면 첫째, 방사선치료로 환
자가 피곤해지므로 집중력이 떨어질 수밖에 없습니다. 둘째로 학생
들의 학교 공부의 주 과목은 읽기와 쓰기인데 여기에 쏟는 학습량
이 80% 이상이나 됩니다. 뇌종양 환아는 미세운동의 장애로 쓰기
가 힘들어 당연히 쓰기가 느려질 수밖에 없어 학습 과제를 남들처
럼 주어진 시간에 끝낼 수가 없습니다. 또 시각적인 기억의 장애로

읽기가 잘 안 됩니다. 이렇게 학습 능력에 가장 기본이 되는 읽기와 쓰기에 문제가 있으므로 새로운 지식을 터득하는 데 힘이 들며 특히 구구단을 외우는 등의 수학 공부에 뒤처지게 됩니다.

뇌종양 환아들은 그래도 남이 하는 말을 듣고 이해하는 데는 큰 지장이 없어 누가 옆에서 차근차근 설명하면 느리지만 이해를 잘하는 게 특징입니다. 하지만 농담을 하거나 말을 빨리 하면 이를 즉시 터득할 수 없어 대화가 끊겨 환아는 즉시 소외되어 버리고 맙니다. 또 대화에 스스로 참가하여 아이들과 이야기를 하려 할 때도 머릿속에 저장되어 있는 지식들을 끄집어내는 데 시간이 걸려 애를 먹는 게 보통입니다. 이런 특징을 이해하고 이에 적절히 대처해야만 뇌종양 환아들을 학교에서 제대로 교육시킬 수 있습니다.

또, 한 가지 주목할 것은 어린 나이에 뇌종양 치료를 받았어도 치료 전에 이미 축적된 지능은 소멸되는 것이 아니고 단지 앞으로 지식을 습득하는 속도가 늦어진다는 것뿐입니다. 그러므로 이를 바로 잡기 위해서 이들에게 학교 교육이 더 절실히 요구되는 것입니다. 위에 나열한 모든 문제들을 감안할 때 단순히 상투적이고 보편적인 교육 방법으론 큰 성과를 기대할 수 없습니다. 그렇다면 이들 뇌종양 환아들은 어떤 방법으로 교육을 시켜야 할지 몇 가지 해결 방안을 제시해 보겠습니다. 물론 현실적으로 어려운 난관들이 많지만 환아들을 위해 반드시 극복해야 할 과제라고 생각합니다.

❶ 가장 중요한 것은 뇌종양 환아를 이해하고 배려해주는 학교와 선생님을 확보해야 합니다. 이를 위해선 의료진(의사, 간호사, 전문간호사, 사회복지사)이 학부모와 더불어 학교를 찾아가 교장선생님이나 담당선생님에게 환아의 현재 상황을 있는 그대로 설명해주고, 왜 특별 교육이 필요한지를 강조해야 합니다. 또, 같은 또래의 학생들에게도 '왜 공부시간에 자주 빠져야 하는지', '왜 머리카락이 없는지', 또 '왜 집에 일찍 가야 하는지' 등을 상세히 설명해 이해시키는 수밖에 없습니다. 그래야 동료 학생들이 환아에게 수치심을 주거나 또는 따돌리는 것을 예방할 수 있습니다.

❷ 특별히 환아를 맡아 공부를 시키는 선생님이 정해지면 그 선생님에게 환자의 병력을 자세히 알려 문제점을 미리 인식시켜야 합니다.

❸ 심리검사를 정기적으로 받아(보통 1~2년마다) 지능지수IQ, 인지, 기억, 말하기, 듣기, 보기, 운동, 공감각 등의 기능을 분석하고 여기에 합당한 맞춤식 개인 학습과제를 작성해야 합니다.

❹ 장님이 점자를 사용하여 공부하듯 계산기, 녹음기, 컴퓨터 등을 이용하도록 허락하고, 환아를 위해 특수교육 자료를 준비해야 합니다. 그리고 시험을 볼 때는 환아에게 문제를 읽고 답을 쓰게 하는 것보다는 문제를 말로 들려 주고 시간을 충분히 주어 해답을 쓰게 하거나 또는 말로 대답하게 하는 것이 좋고

또 언제나 시간의 제약을 주지 말아야 합니다.

❺ 체육시간도 환아의 신체 상황에 따라 시간, 강도 등을 조절해야 합니다.

❻ 간혹 약물의 투여(Ritalin 등)로 환아의 집중력을 올려 학습 효과를 올릴 수 있습니다.

❼ 무엇보다도 환아가 가장 잘할 수 있는 방법을 세심히 찾아내어 거기에 집중해 학습계획을 적절하게 짜 나가야 합니다.

❽ 학교, 학부모, 의료진, 사회복지사, 학교 보건선생님, 담당선생님 간의 대화와 협조가 무엇보다 중요합니다.

❾ 정규학교에 보내느냐 또는 특수학교에 보내느냐, 또는 정규학교라도 일반 교실에서 공부하느냐, 특수학급에서 공부를 하느냐 등의 문제는 아이의 능력, 학교 당국자나 담임선생님의 의지와 헌신 정도에 따라 결정할 수밖에 없습니다. 중요한 것은 환아가 공부를 통해 지식을 얻는 것 이외에 학교에서 또래 아이들과 어울리면서 건전한 대인 관계의 방법을 자연스럽게 터득하는 것이 참으로 중요하다는 점을 강조하고 싶습니다.

<table>
<tr><td>2014년 2월 5일 수요일</td></tr>
<tr><td>제목   내 머리카락이 곱슬머리가 되었다</td></tr>
</table>

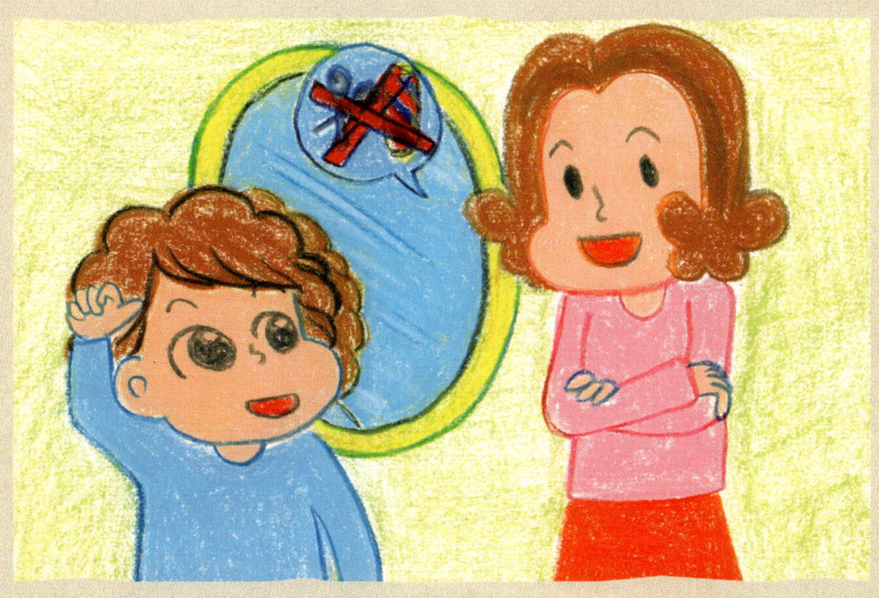

머리카락이 방사선 치료할 때 빠진 후 조금 자랐다가, 항암
제 할 때 또 몽땅 빠졌다. 최근에 다시 난 머리는 원래 머리
카락보다 좀 얇고 색깔도 약간 흐리고, 게다가 곱슬머리다.
엄마는 요새 남자 아이들도 파마를 하는데 곱슬머리면 파마
비용 안 들어서 좋지 않냐고 하신다. 생각해보니 그렇다. 파
마하지도 않았는데 이렇게 예쁘게 고불거리니 좋기는 하다.

소아뇌종양 환자들은 종양을 제거하기 위하여 머리 수술을 받고, 그 수술 자국이 머리에 남아 있습니다. 다행히 머리카락을 길러 그 상처 부위를 덮기 때문에 일상생활 중에는 수술을 받았는지 모르는 경우가 보통입니다. 그러나 다른 치료, 특히 방사선치료를 머리에 받은 경우에 머리카락이 자라지 않거나 성글게 자라 머리카락이 상처 부위를 충분히 가리지 못하는 경우가 있습니다. 이런 경우에는 가발을 이용하여야 합니다. 가발을 이용하는 것을 부끄러워하는 경우가 있는데, 그런 경우에는 가발을 긍정적으로 이용하도록 이해시켜 주는 것이 좋습니다. 눈이 나쁘면 안경을 쓰고, 귀가 안 들리면 보청기를 이용하는 것처럼, 머리카락이 없는 경우에는 가발을 이용할 수 있다고 설명하여 주십시오. 게다가 요사이는 머리카락이 있는 사람들도 멋을 부리기 위하여 가발을 이용하며, 나이가 들어 대머리가 된 어른들도 가발을 많이 이용합니다. 가발을 쓰는 것을 결코 부끄러워할 필요가 없다는 것을 설명하면 아이들도 충분히 받아들일 것입니다.

또한, 아이가 충분히 성장하기 전에 척추에 방사선치료를 받은 경우에는 다리는 성장하지만 척추의 성장이 멈추어, 다리는 길고 상체가 짧은 모습을 나타내기도 합니다. 일상생활에는 문제없으나 외모의 변형으로 아이가 생활에 위축될 수 있습니다.

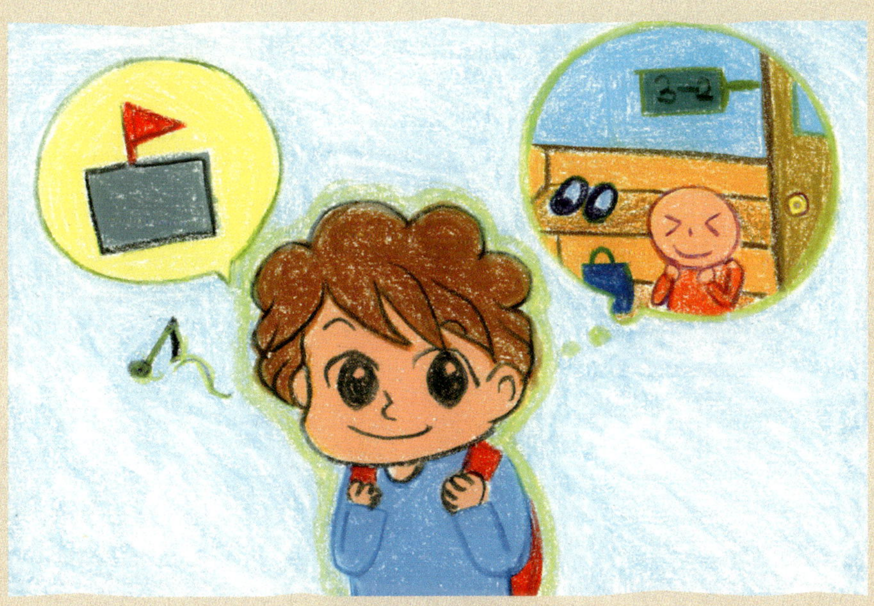

등교를 하여 3학년 2반으로 갔다. 1학년 때 같은 반이었던 친구가 있어서 좋다. 자기소개 시간에, 작년 1년 동안 병원에 있었다는 이야기는 하지 않았다. 아는 친구도 있지만 모르는 친구가 더 많기에, 친하지도 않은 친구들에게 설명하기는 너무 어렵다. 그리고 겉보기에 나는 다른 친구들과 다르지 않다.

암 진단을 받고 그 치료가 완료된 환자가 육체적으로 건강을 되찾은 후에라도, 전쟁을 겪고 난 후의 군인들에게 오는 정신적인 장애와 비슷한 일련의 증상들을 심리적외상후스트레스 장애Posttraumatic stress disorder, PTSD라고 표현합니다. 이들은 갑자기 놀라기도 하고 두려운 기억에 불안해하고 또 불면에 시달리기도 하는데 특히 고용량항암요법을 받았거나 뇌에 방사선치료를 받았던 환자 그리고 암의 재발을 경험한 환자에게 더 자주 발생합니다.

일반 소아암을 극복한 성인의 9%가 이 병에 시달리지만, 특히 소아뇌종양을 극복한 환자에게선 그보다 좀 더 많은(11%) 이런 증상이 나타납니다. 이런 환자들은 정신적인 장애와 더불어 현실적으로 사회생활에 많은 시련을 겪게 됩니다. 통계에 의하면 이들은 대학 진학률이 떨어지고 직장을 갖는 경우가 드물고 따라서 경제적으로 어려운 형편이며 또 독신으로 살아갈 확률이 높은 편입니다.

후기합병증으로 가장 문제가 되는 것은 인지기능의 손상입니다. 15세 미만에 방사선치료를 받은 경우, 지능검사에서 인지기능에 손상이 더하다는 보고가 있습니다. 일반적으로 10세 미만에 방사선치료를 받은 경우에는 인지기능에 손상을 받아 학습 능력이 떨어지는 것으로 나타납니다. 따라서 되도록이면 방사신치료를 미루고자 하지만 환자의 질환이 치료를 더 이상 미룰 수 없는 경우에는 10세 미만이라도 방사선치료를 할 수밖에 없습니다. 특히 3세 미만에 방사선치료를 받는 경우는 학습 능력뿐만 아니라 먹기, 화장실 이용하기, 목욕하기, 걷기 등의 일상생활을 유지하는 데에도 도움이 필요할 수 있습니다.

경우에 따라서는 심장 손상, 콩팥 기능 손상, 청력 손상, 특별한 바이러스에 의한 손상 등이 있을 수 있습니다. 치료가 완결된 후에도 후기 합병증 유무를 확인하기 위하여 정기적인 검사를 외래에서 합니다.

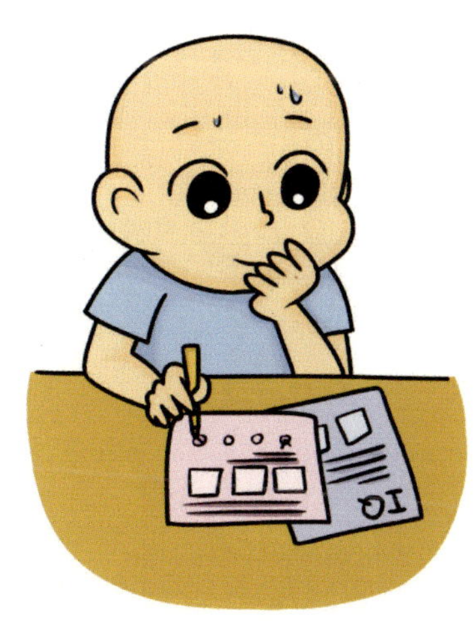

우리 아이가 뇌종양 진단을 받았던 순간에는 눈앞이 캄캄하고 어리둥절해 제대로 정신을 차릴 수 없었을 것입니다. 얼마 후 정신이 돌아왔다 해도 의료진과 나누는 대화가 먼 나라 이야기처럼 들려올 것입니다. 이런 상황에서 생소한 뇌종양에 대한 설명을 듣고 뇌종양 치료방침에 대한 결정도 내리지만 의사가 설명하는 이야기 중 많은 부분을 이해하지 못하는 것은 당연합니다. 그러나 한 가지, 내 아이가 사춘기를 보낸 아이라면 훗날을 대비해 치료 시작 전에 가임력 보존Fertility preservation에 대한 설명을 꼭 들어두는 게 좋습니다.

가임력 보존이란 남자는 여자에게 임신시킬 수 있는 성기능을 보전하는 것이고, 여자는 임신할 수 있는 신체적인 능력을 보전하는 것을 말합니다. 주로 난소, 고환, 갑상선, 부신 등 우리 인체의 내분비선에서 분비되는 호르몬들은 사춘기를 자극시키고 또 남녀를 불문하고 임신에 관한 기능을 조절하고 있습니다. 특정 부위의 방사선치료나 항암치료 특히 고용량항암치료는 상황에 따라 내분비계에 영향을 주어 때론 임신 기능이 저하되거나 완전히 잃을 수도 있습니다. 뇌종양 환자는 난소, 자궁 그리고 고환 또는 그 부근에 생긴 종양을 치료받아야 하는 환자들처럼 직접적으로 생식기능에 타격을 받지 않는 게 사실입니다. 하지만 뇌종양 치료로 방사선을 뇌에 받는 경우가 많아 이때에는 몸 전체의 내분비선을 조절하는 시상하부-뇌하수체 내분비계의 기능이 감소 또는 파괴되어 임신 기능에 영향을 미칠 가능성은 남아 있습니다. 그리고 항암제가 고환이나 난소에 주는 피해는 사춘기를 지난 남자나 여자에게서는 꼭 짚고 넘어가야 하는 문제입니다. 싸이톡산 같은 특정 항암제는 정자 생성에 문제를 일으켜 임신시키는 능력을 감소시킬 수 있습니다. 그리고 약물/항암치료 후 완치를 판정받은 여자가 임신이 되었을 경우에도 태아에 선천적 장애가 올 가능성을 완전히 배제할 수는 없습니다.

이런 이유들로 인해 암 진단을 받은 후 치료가 시작되기 전 담당 의사와 상담해 사춘기가 지난 아이들의 성기능과 임신에 관한 문제들에 무슨 대책이 있는지를 알아보는 것도 바람직한 일입니다. 환아의 연령, 성별, 성 성숙 단계의 시기, 치료의 내용 등에 따라 가임력 보존 가능 여부가 결정됩니다. 또한 실직적인 실행 여부는 환자의 상태, 부모의 의향, 경제적인 문세 등에 따라 좌우되기도 합니다.

남자일 경우 정자은행,

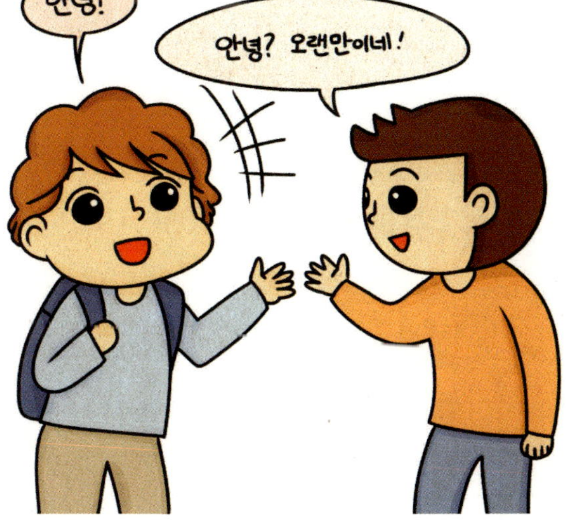

정자냉동보존이 가장 보편화되어 있고 우리나라에서도 시행되고 있습니다. 이는 남아의 정액을 받아 냉동 보관해 두는 방법입니다. 또 한 가지 아직 실용 단계에는 있지 않지만 고환 조직을 떼어내어 냉동보관해 두었다가 치료가 끝난 후 다시 수술로 고환에 이식시켜 주는 방법도 있습니다. 여자일 경우 수정되지 않은 난자를 채취해 냉동시키는 방법이 있습니다. 또한 결혼한 여자에서는 난자를 채취해 인공수정시킨 후에 보관했다가 훗날 사용하는 방법도 있습니다. 이런 방법들은 아직까지 일상화되지는 않았으나 우리나라의 일부 병원에서 시행되고 있습니다. 이런 가임력 보존 시술들은 보험이 적용되지 않는 고비용 시술이고, 환자의 항암치료의 절박감 때문에 오는 시간의 제약으로 많은 환자가 시행하기에 무리인 것이 사실입니다.

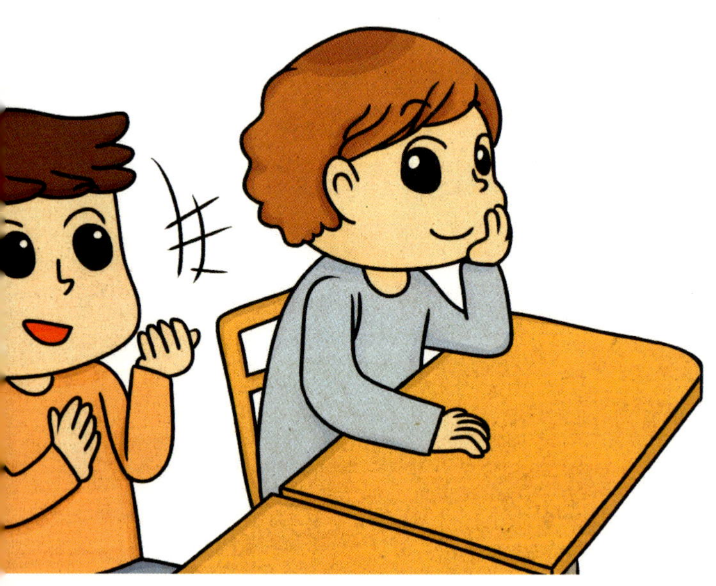

미래와 희망

현재 뇌종양 치료를 받으며 온갖 시련을 겪고 있는 환자나 가족에게는 TV, 신문, 방송, 잡지를 통해서 듣는 탤런트, 유명 인사들의 암 투병 소식과 때로는 그들의 사망 소식에 신경이 날카로워지지 않을 수 없습니다. 일반적으로 같은 이름의 뇌종양이라도 소아에서는 성인에서보다 그 예후가 좋은 편입니다. 하지만 같은 병실에서 치료받던 뇌종양 환아가 간혹 사망할 때면 부모들의 마음은 천금만금 무거워질 수밖에 없습니다. 필자가 1970년대 초 미국의 한 대학병원에서 처음으로 소아뇌종양 환아들의 진료를 시작할 때는 정말 암울했습니다. 당시 뇌종양의 진단은 거의 사망 선고에 해당했었고, 또 동료 대학 교수들도 뇌종양 환아의 담당을 기피했을 정도였으니까요.

물론 당시 소아뇌종양의 주된 치료는 수술에 의한 뇌종양 적출이었습니다. 종양에 따라 수술 후 외부방사선치료External beam radiation를 받기도 하고, 또는 수술 후 아무 후속 치료 없이 추적관찰을 하며 재발의 유무를 관망하였습니다. 그리고 만일 재발이 오면 그때는 방사선치료를 해주는 정도였습니다. 당시는 오늘날의 향상된 기술의 뇌수술도 아니었고, 컴퓨터를 장치한 정밀한 첨단 장비의 방사선치료기도 없었습니다. 1970년대, 1980년대를 지나면서 CT 그리고 그 후에 MRI 장비가 등장해 뇌종양의 조기 진단이 이루어지기 시작했습니다. 항암치료, 특히 소아뇌종양의 약물 치료는 1980년대 초기에 그 유아기를 거쳤고, 그 후 본격적인 항암화학요법이 도입되는 한편, 수술과 방사선치료에도 놀라운 발전을 이룩하면서 뇌종양 환아들의 생존율이 향상되기 시작하여 오늘에 이르고 있습니다. 근래에는 뇌종양에 관한 기초연구가 활발하고 수술, 방사선치료, 항암치료 전반에 걸친 임상시험의 활성화로 환아의 생존율이 더욱더 향상되고 있습니다.

현재 뇌종양 치료에서 자가조혈모세포이식을 이용한 고용량항암요법과 각종 새로운 약제들의 개발로 점차 항암요법의 비중이 높아지고 있는 것은 사실입니다. 이 중에 특히 각광을 받고 있는 것이 표적치료Targeted tumor therapy입니다. 이는 환자의 종양 유전자를 분석해 암을 유발한 유전자변이(돌연변이)를 찾아낸 후 이 종양유전자를 표적하여 맞춤형치료를 하는 것입니다. 이러한 치료 방법은 어떤 의미에선 개인에 따른 맞춤형치료Personalized care로 부를 수 있습니다. 이제까지는 여러 개의 항암제를 투여해 종양을 줄이는 방법을 이용해 왔지만 이는 부작용도 많고 또 그 효과도 좋지 않을 때가 있었습니다. 이런 약점을 보완해주는 치료가 맞춤형치료라고 볼 수 있지만, 아직 한국에서 특히 뇌종양 환아에서는 별로 시행되고 있지는 않습니다. 이를 시행하려면 환자의 종양 조직에서 우선 유전자 분석을 하여야 하는데 비용이 많이 들고 또 시간도 많이 지체됩니다. 그리고 이런 치료법은 미국에서도 엄격한 임상시험 테두리 안에서만 사용되기 때문에 그렇게 보편화되지는 않았습니다. 그리고 또 모든 종류의 뇌종양에서 암을 유발하는 유전자가 발견된 것도 아닙니다. 암유전자가 발견된 종양으로는 고등급교종, 특히 다형성교모세포종이 있는데 앞으로 이들 종양에서부터 맞춤형치료가 시작될 것 같습니다. 앞으로 많은 종류의 뇌종양에서 유전자치료는 계속될 것이고 그 치료 방법과 치료 강도도 유전자변이에 따라 조절될 것이 분명합니다. 그러므로 환아들은 꼭 필요한 항암제만으로 종양의 유전자변이에 따라 맞춤치료를 받을 수 있어 부작용의 피해도 비켜 가고 치료의 성적도 놀라울 정도로 좋아지리라 생각됩니다.

근래에 신문, 방송을 통해 암에 걸리는 유전자를 제거한 아이가 태어났다는 보도가 있었습니다. 이는 암을 예방한다는 차원에서 환영할 수 있지만 현재 암으로 고통받고 있는 환자에게 도움이 되는 소식은 아닙니다. 여기서 언급하는 유전자 치료란 종양이 갖고 있는 유전자를 말하는 것이지 사람 자체의 유전자 변형을 말하는 것은 아닙니다.

　한편으로 근래에는 전인치료Total cancer care란 개념으로 종래의 종양 중심의 치료에서 벗어나 환자 중심의 치료를 더 중시하므로 가능한 부작용을 줄이고 환자의 삶의 질을 복원하는 데 많은 노력이 경주되고 있습니다. 이렇듯 소아뇌종양에 관해서는 미래의 전망은 밝고, 또 뇌종양의 완전 퇴치도 머지않을 것을 기원하고 있습니다.

🌿 당부의 말

환자에게

오랜 투병생활에 간혹 엄마를 원망하는 생각을 가질 때도 있겠지만 이 세상에 엄마처럼 나를 사랑하고 나에게 정성을 다하는 사람은 어디에도 없다는 것을 명심했으면 한다. 엄마도 사람이라 가끔 판단이 흐려질 수도 있다는 것을 이해하면 좋겠다. 그리고 너처럼 엄마도 네가 뇌종양에 걸리기 전엔 뇌종양에 대해선 전혀 몰랐기 때문에 많은 혼란을 겪고 있다는 사실을 알기 바란다. 가끔은 엄마에게 감사의 표시를 건네주면 좋겠다. 그리고 정성껏 뒷바라지해주시는 아버지, 할머니, 이모 등에게도 고맙다는 표시를 해라. 전화를 걸거나 카드를 보내는 것도 좋겠다. 그리고 네 형제자매들과 더욱 가까이 지낼 수 있기를 바란다. 그들도 너의 병으로 인해 많은 고통을 받고 있음을 이해해주면 좋겠다.

　그리고 이제 치료가 끝나가고 있거나 또 이미 끝났다면 항상 목표를 세우고 일을 하나하나 실행해 나가기를 바란다. 그동안 오랜 병원생활로 못한 것이 한두 가지가 아닌 줄 안다. 이제부터는 하루에 30분씩 걸어 몸을 튼튼하게 한다든지, 좋아하는 악기나 그림 공부를 한다든지, 친구와 자주 어울린다든지, 작건 크건 간에 조금씩 목표를 세우고 실행해 나가면 차차 자신감도 생기고 학교생활 또는 훗날 사회생활에도 크게 도움이 될 것이다.

암치료 중 받아온 시련은 아무도 상상할 수 없다. 암을 극복한 용기 있는 아이는 마음만 먹으면 이 세상에 못할 것이 없다고 생각한다. 그리고 지금 주어진 순간의 행복을 마음껏 누리기를 바란다. 스위스의 정신과의사 칼 융Carl Jung이 오래전에 말했지. "슬픔을 겪어 본 자만이 진정한 행복의 의미를 안다."고…….

환자보호자에게

아이의 뇌종양 때문에 받는 엄마들의 고통과 시련은 감히 헤아릴 수 없다는 것을 의료진들은 잘 알고 있습니다. 그리고 오랜 병동생활에서 의료진의 크고 작은 부주의로 엄마들에게 더 많은 혼란을 안겨주는 일도 허다함을 충분히 보아 왔습니다. 하지만 이런 많은 문제점들을 안으로만 삭이지 말고 늘 의료진과 대화를 나누어 즉시 의문점을 풀고 시정할 점은 고쳐지도록 하시기 바랍니다. 병원생활에서 어느 특정 의료인과 대화가 불가능한 경우도 생길 수 있습니다. 이런 경우 병원의 사회복지사를 찾으십시오. 사회복지사는 언제나 환자의 편에서 엄마들을 도와주는 가장 접근하기 쉬운 친구와 같은 사람입니다. 언제나 적극적으로 사회복지사와 친해지기를 바랍니다.

그리고 아무리 어린 나이의 아이라도 완벽한 인격체임을 간과하지 마십시오. 때론 아이도 크나큰 고통으로 엄마에게 화를 풀 수밖에 없다는 심정을 이해해 주십시오. 그리고 아이가 가끔은 혼자 있고 싶은 심정을 이해해 주기 바랍니다. 계속되는 병원생활에서 혼자 마음껏 울어 볼 수 있는 공간도 없다는 그들의 심정을 이해해 주십시오.

환아와 제일 많이 다투는 것이 아마도 식사 문제, 영양섭취 문제가 아닌가 합니다. 너무 건강식품을 고집하지 말고 환아가 습관대로 먹고 싶은 음식을 골고루 먹게 해주기를 바랍니다.

한 가지 추가하고 싶은 것은 아이가 받는 치료를 항시 상세히 기록해 두기를 바랍니다. 병원을 옮기는 경우에는 물론 먼 훗날 신체적인 또는 정신적인 문제에 봉착했을 때 이 기록이 문제 해결의 실마리를 제공하는 자료가 될 수 있습니다.

의료진에게

소아뇌종양은 아마도 아이들에게 오는 질병 중에서 육체적으로나 정신적으로나 가장 많은 고통을 주는 병 중의 하나라고 생각합니다. 신체 부자유, 운동 장애, 내분비 장애, 성장 장애 등의 다양한 증상과 항암치료는 물론 뇌수술 및 뇌에 방사선 조사로 오는 인지 기능 저하, 학력 저하, 취직·결혼 문제 등등 환자나 보호자가 감수하기에는 너무나 큰 시련을 오래도록 안겨줍니다.

물론 최신의 의학기술과 지식에 의한 최상의 치료로 암을 극복하게 해주는 것이 의사의 일차적인 의무임에 틀림없지만, 요즘 대두되고 있는 전인치료에 전력을 다해 주기를 바랍니다. 우리 모두가 히포크라테스 선서를 했듯이 항상 환자에게 "Do no harm"의 원칙을 지켜주었으면 하는 바람입니다. 산더미처럼 쌓인 일에 늘 지쳐 지내는 수련의 생활이지만 한눈팔지 말고 정맥천자, 척추천자, 항암주사 시 주의를 집중해 환아의 고통을 조금이라도 덜어주고, 수혈 시에도 부작용을 줄이도록 각별한 신경을 써주고, 중심혈관 관리에 신경을 써서 감염되지 않게 하고, 불필요한 구토, 변비, 통증에 시달리지 않도록 예방에 힘쓰는 등 모든 환자가 편안하게 그리고 안전하게 치료를 받도록 배려해 주기를 바랍니다. 때때로 당신이 건네는 따뜻한 위로의 말 한마디가 두려움에 떠는 환아에게 큰 용기를 준다는 사실을 잊지 말기 바랍니다.

🍃 용어해설

대한소아뇌종양학회 KSPNO, Korean Society for Pediatric Neuro-Oncology

대한소아뇌종양학회는 소아뇌종양 분야에 종사하는 전국의 의사, 간호사, 심리학자, 통계학자들로 구성되었으며 2002년 창립되었습니다. 소아뇌종양의 치료는 다른 종양 질환과 많이 달라 한 사람의 전문의에 의해 치료될 수 없고 항시 소아신경외과, 치료방사선과 그리고 소아혈액종양학과 의사들이 처음부터 함께하여 일사불란하게 치료를 진행해야 좋은 결과를 기대할 수 있습니다. 이에 이런 여러 방면의 치료 전문의들이 모여 치료 프로토콜을 개발해 치료 성적을 올리고 또 신경병리전문의, 기초의학 연구자, 영상의학전문의들과 합동으로 소아뇌종양의 기초연구를 통해 궁극적으로 소아뇌종양의 예방과 치료의 향상을 도모하고 있습니다. 복지부의 연구기금과 기타 다른 기금의 협찬으로 연구의 진행은 물론 학술 집담회, 미니심포지엄, 연례 학술대회 등을 통해 국내외 전문가들과 의견을 교류하며, 교육, 연구, 다기관 임상연구 등을 활발하게 진행하고 있습니다. 대한소아뇌종양학회 홈페이지(http://www.kspno.or.kr)가 구축되어 있어, 일반인들도 소아뇌종양에 관한 다양한 정보를 얻을 수 있습니다.

COGChildrens Oncology Group

소아뇌종양의 예방과 치료의 향상을 위해 형성된 소아뇌종양의 기초연구와 임상연구를 진행하는 조직으로 미국암연구소National Cancer Institute로부터 상당 부분 연구비를 지원받고 있습니다. 다양한 전문 의료인을 망라하고 있고, 이 그룹에서 시행된 임상연구결과로 얻어지는 임상치료 프로토콜은 미국은 물론 한국과 많은 나라들에서 거의 표준치료 프로토콜로 받아들여지고 있을 정도로 각 COG 구성원들은 기초연구와 임상실험에 심혈을 기울이고 있습니다.

종양은행Tumor Bank

종양의 수술적인 적출은 대부분의 뇌종양 환자에서 일차적인 중요한 치료법이 됩니다. 그리고 떼어낸 종양조직으로 병리학적 진단을 내리게 됩니다. 하지만 이에 못지않게 중요한 것은 수술 시 얻은 종양 조직으로 좀 더 세밀하게 종양의 분자생물학적 유전자적 연구를 시행하는 것입니다. 이를 목적으로 종양 조직을 냉동보관하는 곳이 종양은행입니다. 종양은행은 대개 대학 병원에 연계된 연구소에 위치합니다. 보관된 종양에서 각 종양의 RNA, DNA 등의 분석으로 분자생물학적 유전자적 변이를 밝혀내 혈액 검사로 얻은 환자의 유전적인 성향과 함께 환자에게 가장 적절한 치료를 제공할 수 있는 단서를 제공하고 궁극적으로 종양 퇴치의 밑거름이 됩니다. 분자생물학적으로 얻어진 정보는 표적치료를 하게 해주어 고식적인 병합 항암요법보다는 단수 또는 소수의 표적치료약제만을 사용해 치료 성과를 극대화하고 필요 없는 부작용을 줄이는 데도 기여합니다. 이런 이유로 우리나라에서도 대형 병원마다 종양은행이 생겨나고 있어 뇌종양의 기초연구가 활성화되고 치료의 개선을 기대할 수 있게 되었습니다.

신경섬유종증Neurofibromatosis

피부의 특이한 병변과 더불어 신경계에 종양을 동반하는 유전적인 질환을 말하는데 이는 제1형Type1과 제2형Type2 두 개의 유형으로 분류합니다. 제1형은 폰레클링하우젠Von Recklinghausen 병이라고도 부르는데 제2형보다 흔합니다. 피부에 생기는 반점을 카페오레반점Cafe-au-lait spot이라 하는데 몸 어느 부위에서나 생길 수 있습니다. 겨드랑이와 사타구니에 주근깨가 생기는 것이 또한 특징입니다. 그리고 환자들은 인체 어디서나 신경에 종양이 생겨나는데 이를 신경섬유종이라고 칭합니다. 이들은 대체로 피부 바로 밑에 자리 잡고 있어 직접 눈으로 볼 수 있고 또 만져지기도 합니다. 소아 뇌종양과의 주요 관계로는 이들 환자에서 소뇌, 대뇌 또는 시신경로 등에 저등급교종이 생기는 것입니다. 제2형병에선 제8청각신경 한쪽 또는 특히 양쪽에 종양(청신경종, Acoustic neuroma)이 생깁니다. 만일 이 청신경종이 생기면 생긴 쪽의 청력신경이 손상을 입어 청력 장애가 올 수 있습니다.

혈액뇌장벽Blood-Brain-Barrier, BBB

중추신경계에 분포하는 미세혈관의 내피는 정맥으로 주입된 대다수의 약물의 통과를 방해할 정도로 아주 탄탄하게 짜여 있습니다. 이를 일컬어 BBB라 칭합니다. 약물이 지용성이거나 또는 그 분자량이 낮은 경우에는 이 막을 통과하지만 시스플라틴처럼 분자량이 높고 수용성인 것은 통과가 어렵습니다. 하지만 뇌종양이 생기면 종양에 의해 이 BBB가 파괴되는 경향이 있어 이 틈으로 약물이 통과하여 항암 효과가 나타납니다. 효과적인 뇌종양 치료를 위해서는 어떻게든 약물이 이 BBB를 가능한 한 많이 통과해야 하므로 여러 가지 방법을 강구하고 있습니다. 항암치료 시 Mannitol, RMP-7(cereport) 등의 제제로 약물의 통과를 도모해 왔으나, 항

시 사용되지는 않습니다. 최근에는 비아그라가 항암제로 하여금
BBB를 통과하는 데 도움을 준다고 알려졌지만 소아에서의 사용
은 의문입니다.

대한소아뇌종양학회(www.kspno.or.kr)

대한소아혈액종양학회(www.kspho.or.kr)

소아종양연구그룹(www.childrensoncologygroup.org Childrens Oncology Group(COG))

소아뇌종양연합(www.pbtc.org Pediatric Brain Tumor Consortium)

미국뇌종양협회(www.abta.org American Brain Tumor Association)

소아뇌종양재단(www.braintumorkids.org Brain Tumor Foundation for Children, Inc.)

미국임상종양학 학회(www.cancer.net American Society of Clinical Oncology)

대한암예방학회(www.kscp.or.kr)

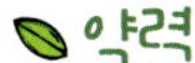 약력

김태형

서울대학교 의과대학 졸업
전) 미국 에모리대학교 의과대학 소아혈액종양분과 과장
　　울산대학교 의과대학 소아과교수(서울아산병원, 국립암센터 근무)
　　대한소아뇌종양학회 초대회장
현) 미국 에모리대학교 의과대학 명예교수

나영신

연세대학교 의과대학 졸업
전) 캐나다 토론토대학교 소아신경외과 임상강사
　　캐나다 토론토대학교 뇌종양연구소 연구교수
현) 서울아산병원 소아신경외과 교수
　　대한소아뇌종양학회 회장

이미정

전) 서울아산병원 소아청소년과 전공의, 소아종양혈액분과 전임의
현) 단국대학교 병원 소아청소년과 부교수

이은혜

중학교 3학년 때 급성림프구성백혈병을 진단받고 치료 후 완치
동덕여자대학교 재학 중

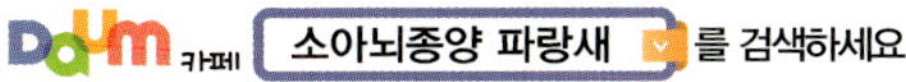

소아암, 알면 완치할 수 있다

초판인쇄	2013년 6월 7일
초판발행	2013년 6월 7일

지은이	김태형 · 나영신 · 이미정
그린이	이은혜
펴낸이	채종준
펴낸곳	한국학술정보(주)
주 소	경기도 파주시 문발동 파주출판문화정보산업단지 513-5
전 화	031) 908-3181(대표)
팩 스	031) 908-3189
홈페이지	http://ebook.kstudy.com
E-mail	출판사업부 publish@kstudy.com
등 록	제일산-115호(2000.6.19)

ISBN	978-89-268-4342-0 03510 (Paper Book)
	978-89-268-4343-7 05510 (e-Book)

이담 Books 는 한국학술정보(주)의 지식실용서 브랜드입니다.